「歩く力」を落とさない！
新しい「足」のトリセツ

足部保健全圖解

免治療、免手術、免上醫院！每天 10 分鐘×5 大撇步提升肌力，
讓你一輩子不臥床、不拄拐杖

日本下北澤醫院醫師團隊 著　林姿呈 譯

序言

持續走路，藉以保持「行走力」

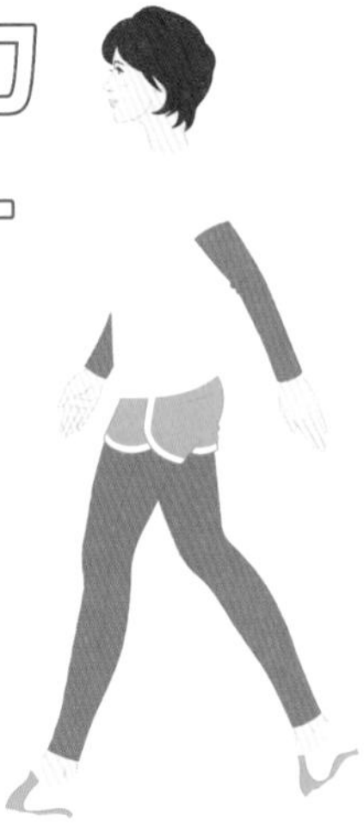

最近，你是否曾仔細觀察過自己的「足部」？（譯注：本書中的「足部」指腳踝以下的部位，「腿部」指大腿或小腿。）

「雙手」經常出現在我們的視線範圍內，帶我們行千里路的「足部」卻很容易遭到忽略。然而，只要鞋子有些微磨腳，每每摩擦到疼痛部位，就會讓人疼痛無比，舉步艱難。這樣的經驗，無不時刻提醒著我們「足部」的重要性。

本書彙整了各種有效的方法，希望幫助各位盡可能地維護「足部健康」，永保行走能力。

本書作者是一群來自下北澤醫院的醫師及物理治療師，而下北澤醫院是日本唯一一間專門治療足部的綜合醫院。

走路是最簡單也是最有用的健康方法，更是人類能四處活動的自主能力。

然而，足部只要稍有疼痛或不適，就會成為人類活動的阻礙。所以我們最大的願望，就是希望幫助各位盡可能減少足部問題。

在日本，足部疾病通常被分散在個別的專科領域，比如足癬歸屬於皮膚科、拇趾外翻歸骨科、下肢靜脈曲張歸血管外科……。因此，病患必須根據自己的症狀，決定就醫時的看診科別。然而在日本下北澤醫院，我們綜合診治各種「足病」問題。這種方式屬於美國足病診療學（Podiatry）流派。

在美國，專門診療足部的醫師稱為足病醫師（podiatrist）。就如同眼科醫師專門診治眼睛、牙科醫師專門診治牙齒一樣，足病醫師也同樣將「足部」視為一個專科部位，進行診療。

下北澤醫院的醫師團隊秉持守護民眾「足部」健康的理念，於二〇一六年加入這家新醫院。**我們堅信：「保護足部能有益於維持健**

康，延年益壽」，這也是本院宗旨的核心所在。

人老後，許多事會開始力不從心。從醫生的角度來看，許多人在**最後的人生旅途中，會歷經三個階段**（見第七頁圖示）。首先，一個人可能因骨折等因素失去行走的能力。漸漸地他可能無法自行如廁、需要他人協助，才能進行排泄。最後，他會變得無法自己進食，需要餵食或施打營養劑，直到迎接死亡的到來……。

換句話說，**「行走」是人們普遍最先失去的能力。**因此，我們認為，若能維持行走，也就是走路能力，一定可以延緩步入這三個階段的開始時間。當然，除了髖關節骨折、骨質疏鬆症等因素，還有各種原因可以剝奪一個人的行走能力。因腳痛等不適而減少走路的情況，比各位想像的更常見。

此外，經由多次的診察，我們深刻體會到**「足部」的使用壽命大約五十年。**提到「使用壽命」，可能會讓人誤以為：「超過時間就不能用了嗎?!」但其實只要在特別保養的情況下，足部仍能得以保持健康的年限。實際上，主訴足部不適的人數在五十歲以後明顯增加。聽到這消息，一般人大多會接著詢問「是否有數據為憑」？最近也有明確的研究報告指出「五十歲以後，足部健康會開始變差」。如今人類正式走入「百歲時代」，為了長保勇健的腳力，我們必須懂得自我保健。

身為本院理事長，我以皮膚科醫師身分赴美留學時，曾擔任某位年邁內科醫師的助手。這個經驗，開啟了我學習足病診療學的大門。每當有高齡患者前來門診就醫，這位醫師一定會請足病醫師會診，幾乎毫無例外。接著，足病醫師會前來門診，檢查病患「足部」有無傷口、是否變形、趾甲等情況，同時他也會進一步觀察病人的「行走」姿勢。

那時我才意識到，原來**「足部」與「行走」的狀態，對一個人的健康扮演著舉足輕重的角色。**那次留學的經驗，促使我興起在日本設立「足部」專科醫院的念頭。菊池守院長也是我在美國留學期間認識的足病醫師，開始對足部診療產生興趣，因而加入我們的團隊。菊池院長認為：「下肢是支持人體運動、生活及健康的基石。保護雙腳，意味著保護一個人的生命。」

此外，糖尿病如果惡化，會導致足部潰瘍，嚴重時可能需要截肢。

本院的骨科醫師菊池恭太醫師，便曾多次親眼目睹糖尿病患者被迫截肢的案例。這促使他決意學習足病診療學，盼能協助病患預防走向「截肢」的悲劇，並加入我們的團隊進行診療。

在下北澤醫院，每位醫師各自擁有不同的專業，但同時都精通足部疾病。我們以團隊合作的方式，致力保護患者的「足部健康」。

讓我們回歸正題。那麼，我們如何才能維持行走能力？答案可能出乎各位的意料之外，但**堅持每天走路，就是最好的預防對策**。要維持行走能力，就必須持續走路。身體的功能若是不用，就會不斷退化。因此，希望各位能每天花一定的時間多多走路。

日本研究數據顯示，為了維持健康，建議每天走八千步。「不可以走一萬步嗎？」對於這個問題，我們會回答「八千步就夠了」。完全沒有走路習慣的人問及步數時，我們也會建議「請以走八千步為目標」，但其實不需要過分執著在步數上。如果可以舒適地持續行走，且沒有任何疼痛感，那就儘量多走一點；反之，如果出現疼痛，請不要過度勉強，適度休息。

此外，各位還需要懂得如何自我保健，以長保行走能力。

隨年齡增長
而衰退的人體功能
首先從「行走」
開始出問題

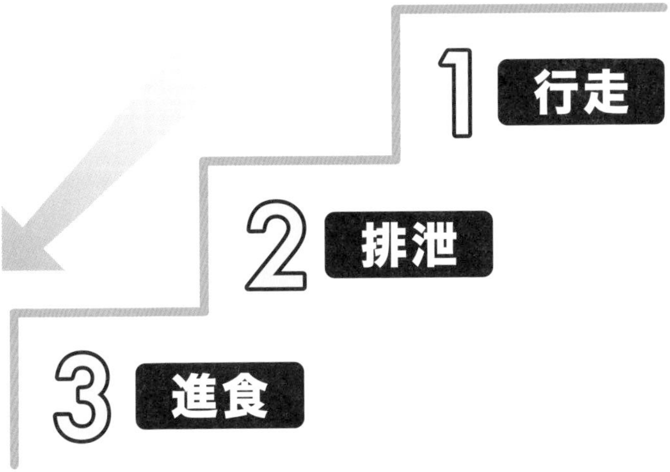

人生最後三階段：通常人們最先失去的是行走能力，接著無法自己如廁，再來無法自行進食，最後迎接死亡。維持行走能力，是延長健康壽命的重要關鍵。

關於足部的基本自我照護，我們下北澤醫院醫師團隊一致推薦——「阿基里斯腱伸展操」。

為了預防拇趾外翻、扁平足、足底筋膜炎、冰冷、浮腫等各種足部相關疾病和不適，以及防止症狀惡化，我們通常會教病患進行「阿基里斯腱伸展操」，作為運動療法的一環。

這一點也是基於足病診療學的思維。當我們觀察「行走」中的步態，將會發現阿基里斯腱的緊繃程度，是造成足部負擔的主要因素。

詳細內容請參見後面章節。總之，**阿基里斯腱僵硬**，走路時小腿會無法順利前傾。小腿不向前傾斜，無法正常帶動足部前進，會使**足部承受巨大負擔，甚至導致變形。**如果繼續強行行走，可能使變形加劇。

另外，阿基里斯腱連接著小腿肌肉。阿基里斯腱如果僵硬，也會導致小腿肌肉無法正常使用，造成足部血液循環變差。換言之，阿基里斯腱僵硬，也會導致足部冰冷或浮腫。

當然，如果有個別的足部問題，請持續進行相應的足部護理。

受新型冠狀病毒肺炎的影響，人們外出走動的次數銳減，體力也比以前差很多。請務必保持足部健康，好為自由自在行走做好準備。

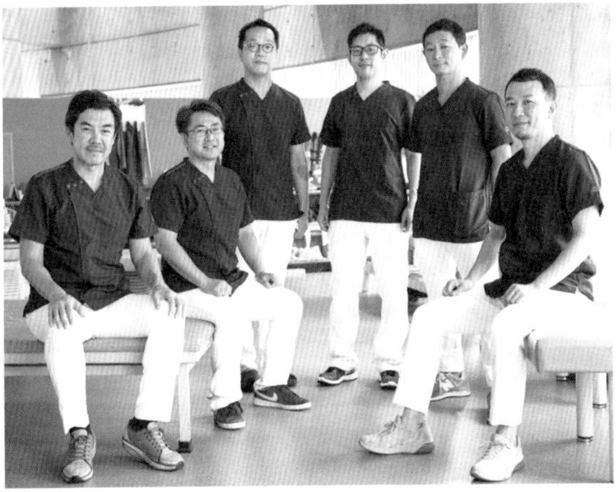

左側起——
下北澤醫院
理事長 **久道勝也**
副院長 **長崎和仁**
富田益臣
田邉谷徹也
菊池恭太
院長 **菊池守**

本書是一本講解足部養護的「足部保健全圖解」，也是關於足癬、捲甲、拇趾外翻、下肢靜脈曲張等多種「足部煩惱」的照護指南。本書的後半部分還整理了各種疾病的特徵和治療方法，建議各位列入參考，藉以保護自己和家人的「足部健康」。

下北澤醫院
理事長 **久道勝也**

Contents

足部保健全圖解

免治療、免手術、免上醫院！

每天10分鐘x5大撇步提升肌力，讓你一輩子不臥床、不拄拐杖。

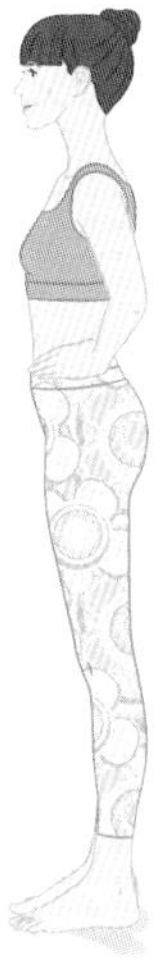

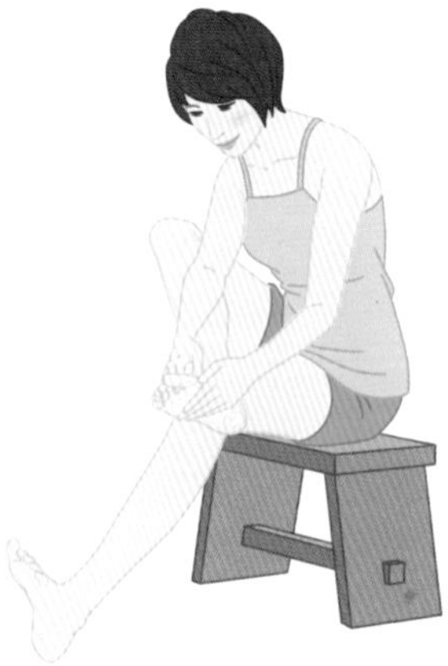

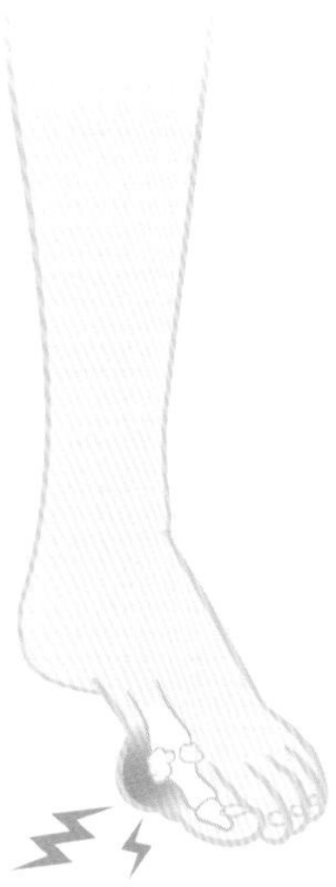

久道勝也——皮膚科
菊池守——整形外科
長﨑和仁——血管外科
菊池恭太——骨科
富田益臣——糖尿病內科
田邉谷徹也——風濕科
武田直人、關希未——復健科

編輯協助／赤根千鶴子、柳本操
插圖／內山弘隆
圖表／增田真一

如未特別註明，本書照片皆攝於下北澤醫院；此外，本書內容為截至 2020 年 11 月以前數據。

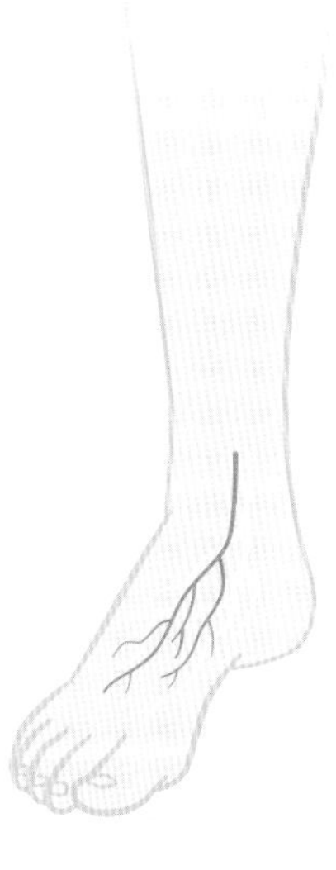

足部敏感
又會忍！

「足部」支撐著我們的體重，讓我們可以行走奔跑，
這是其他身體部位所沒有的特色。
儘管足部十分敏感，卻擁有堅強的忍耐力，
也因此容易出狀況。
接下來介紹足部的各項特色及可能發生的問題。

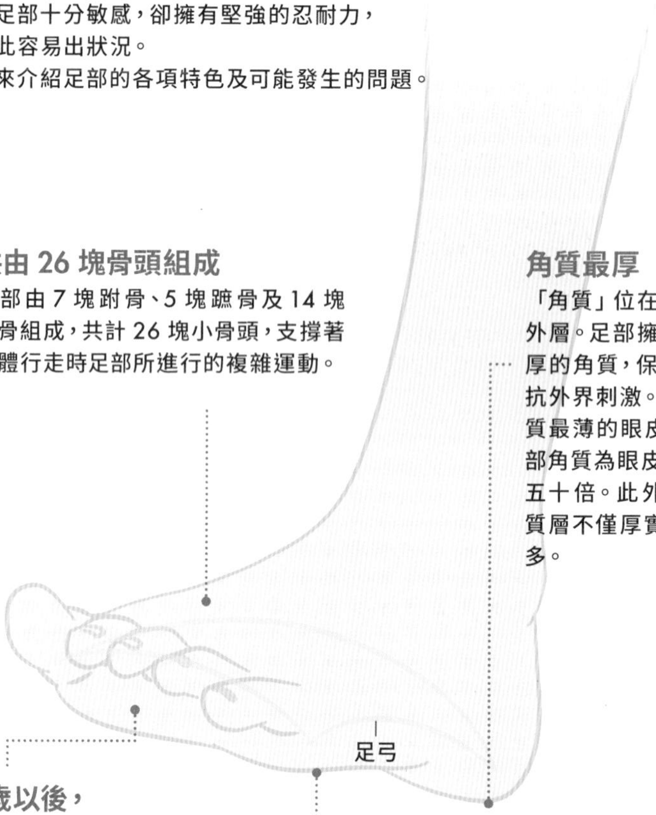

共由 26 塊骨頭組成

足部由 7 塊跗骨、5 塊蹠骨及 14 塊趾骨組成，共計 26 塊小骨頭，支撐著人體行走時足部所進行的複雜運動。

角質最厚

「角質」位在皮膚的最外層。足部擁有身體最厚的角質，保護足部對抗外界刺激。相較於角質最薄的眼皮，據說足部角質為眼皮的二十至五十倍。此外，足部角質層不僅厚實，數量也多。

50 歲以後，脂肪的緩衝作用減少

腳底脂肪亦具有緩衝的作用，然而在 50 歲以後，趾球下方的脂肪墊體積會逐漸減少，失去吸收反作用力的效用，使得足部承受的壓力變大。此外，腳踝柔軟度也會變差。

每天平均承受 3000 次的撞擊

女性平均每天走路步數約 6000 步，因此單腳每天平均踩地 3000 次，承受相當大的衝擊力。

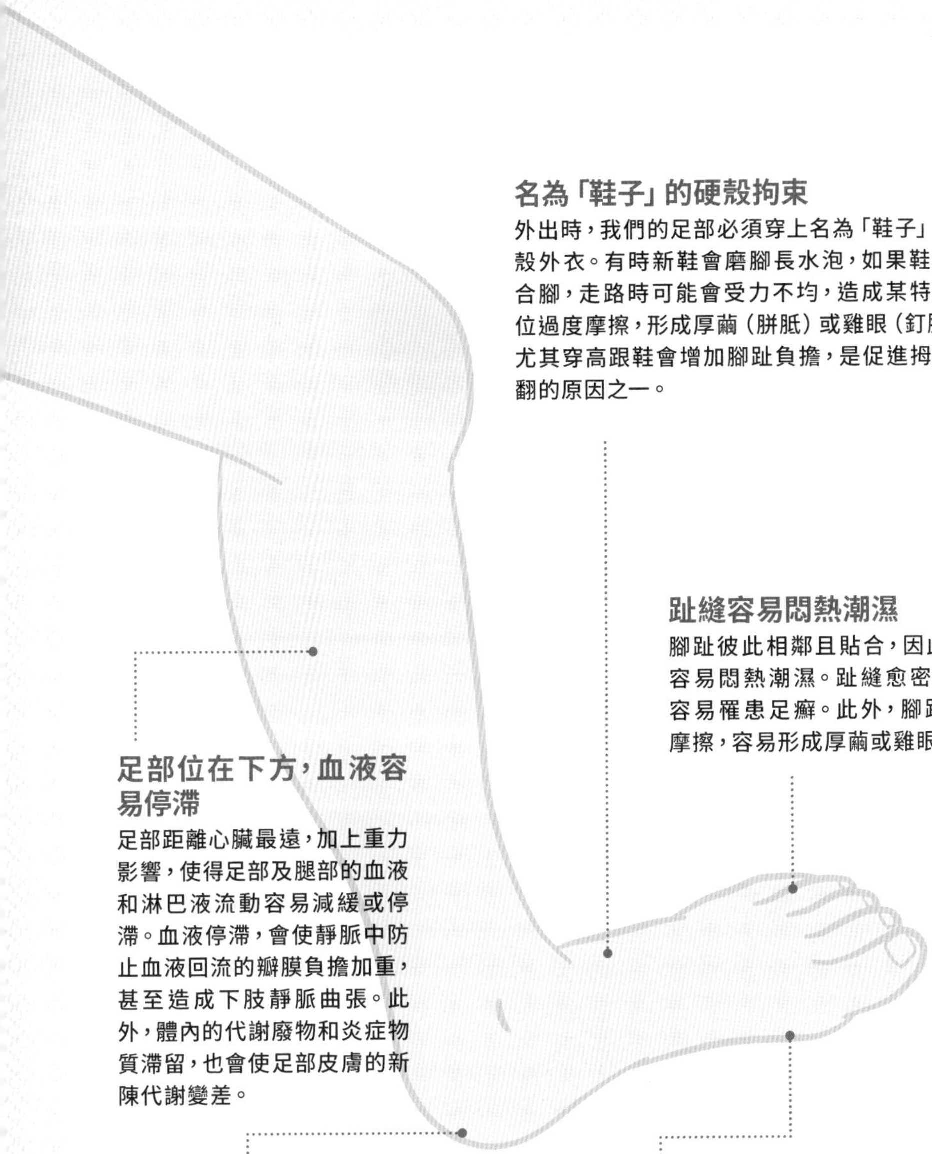

名為「鞋子」的硬殼拘束

外出時，我們的足部必須穿上名為「鞋子」的硬殼外衣。有時新鞋會磨腳長水泡，如果鞋子不合腳，走路時可能會受力不均，造成某特定部位過度摩擦，形成厚繭（胼胝）或雞眼（釘胼）。尤其穿高跟鞋會增加腳趾負擔，是促進拇趾外翻的原因之一。

趾縫容易悶熱潮濕

腳趾彼此相鄰且貼合，因此角質容易悶熱潮濕。趾縫愈密合，愈容易罹患足癬。此外，腳趾間的摩擦，容易形成厚繭或雞眼。

足部位在下方，血液容易停滯

足部距離心臟最遠，加上重力影響，使得足部及腿部的血液和淋巴液流動容易減緩或停滯。血液停滯，會使靜脈中防止血液回流的瓣膜負擔加重，甚至造成下肢靜脈曲張。此外，體內的代謝廢物和炎症物質滯留，也會使足部皮膚的新陳代謝變差。

足底沒有皮脂腺，容易乾燥

腳掌與手掌一樣沒有毛髮，因此不存在與毛根成對出現的皮脂腺。但在另一方面，腳掌容易出汗，容易悶熱。

女性的足部需要支撐 50 至 60 公斤的體重

足部骨頭沿著縱向及橫向弧形排列，構成足弓（右圖），藉以分散體重，支撐沉重的人體。

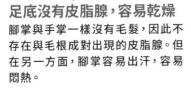

本書的使用方法

本書內容將以圖解方式呈現，
請根據個人需求參考相關主題，善用書中的建議。

希望走得長久！長保「行走力」的注意事項

維持行走所需的肌肉

下肢重量訓練

為了能永久保持行走能力，我們的雙腿不僅需要柔軟度，也需要肌力支撐。建議培養深蹲等重量訓練的習慣，鍛鍊腿部和臀部的肌肉。

→第2章（P50）

＋

保持腳踝及腳趾柔軟有助預防足部疾病

伸展阿基里斯腱

「伸展阿基里斯腱」對許多足部問題都很有效。為了足部健康，請先從伸展阿基里斯腱開始。

→第1章（P22）

保護足弓的4種自我照護

伸展阿基里斯腱也有助於保護足弓，更重要的是，可保健支撐足弓的肌肉及腱膜，預防足部疾病。

→第1章（P40）

用腳拇趾確實蹬出步伐

走路時，利用腳拇趾踏出步伐，不僅能確實使用小腿肌肉，亦可避免腳趾功能衰退。

→第3章（P71）

針對個別的足部問題

本書前半部分介紹相關病理機制及因應對策，後半部分講解主要的治療方法。

第1章

第一步
伸展阿基里斯腱！

阿基里斯腱的柔軟度
為何對足部健康如此重要？

下北澤醫院醫師團隊一致推薦「阿基里斯腱伸展操」
本章從行走機制講解阿基里斯腱的柔軟度為何如此重要。

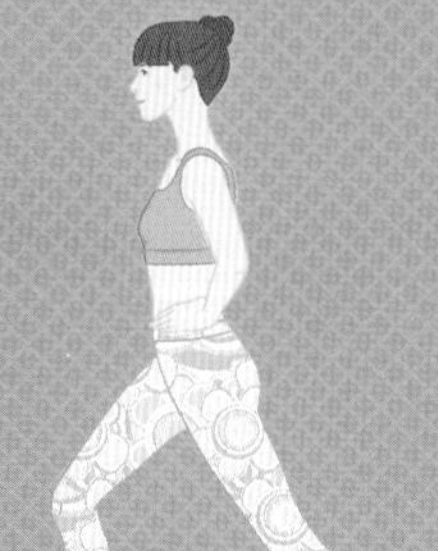

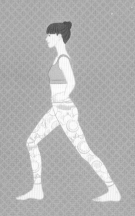

足部健康的關鍵！

你的阿基里斯腱

柔軟度沒問題嗎？

首先，請檢查你的阿基里斯腱可否正常拉伸！
阿基里斯腱如果僵硬，
走路時，小腿骨會無法充分向前傾斜。
進而增加足部負擔，
埋下足部疾病的禍根。

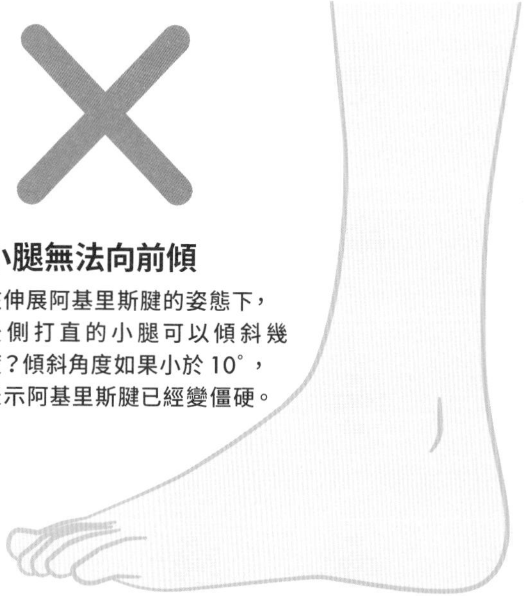

小腿無法向前傾

在伸展阿基里斯腱的姿態下，後側打直的小腿可以傾斜幾度？傾斜角度如果小於 10°，表示阿基里斯腱已經變僵硬。

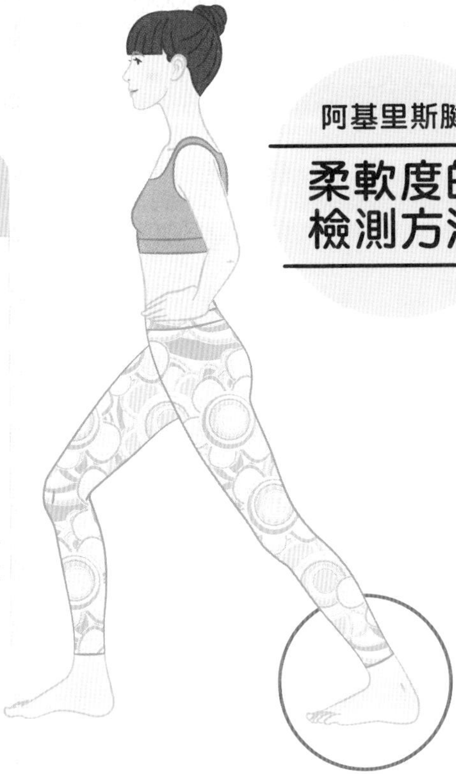

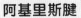

阿基里斯腱
柔軟度的檢測方法

請先採取站姿，根據「阿基里斯腱伸展操」的要領，一腳向後退一步。前腳慢慢彎曲，做出弓箭步，確認後側打直的小腿可否傾斜 10° 以上。

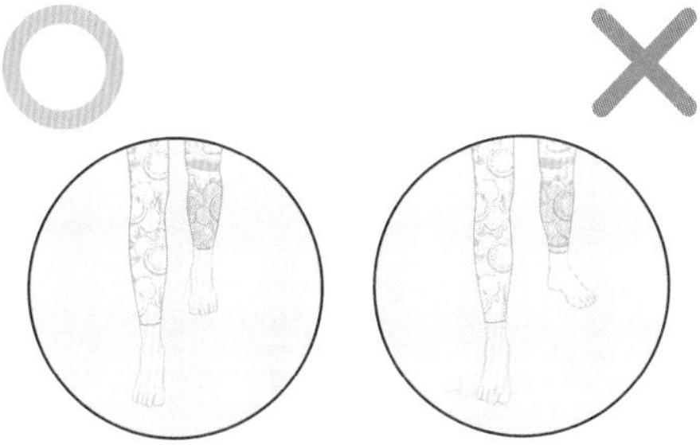

從正面觀看，兩腳趾尖必須朝向正前方

弓箭步的重點在於兩腳膝蓋和食趾需朝向正前方，使後側小腿傾斜打直。此外，須留意腳跟確實踩在地面。

傾斜角度超過 10°

小腿如果可從直立狀態向前傾斜超過 10°，就沒有問題！留意後腳膝蓋必須打直！

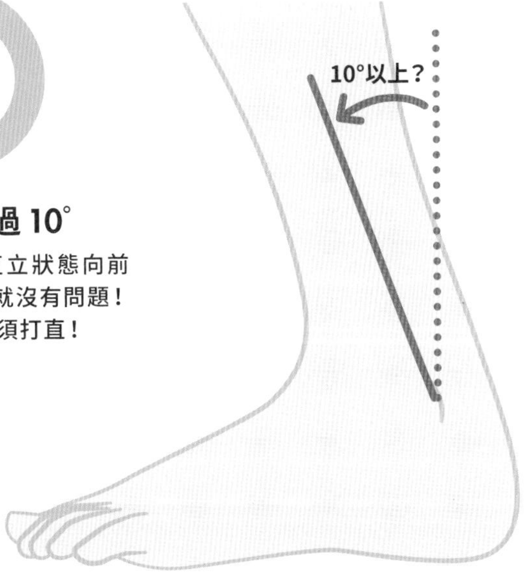

時時伸展
阿基里斯腱

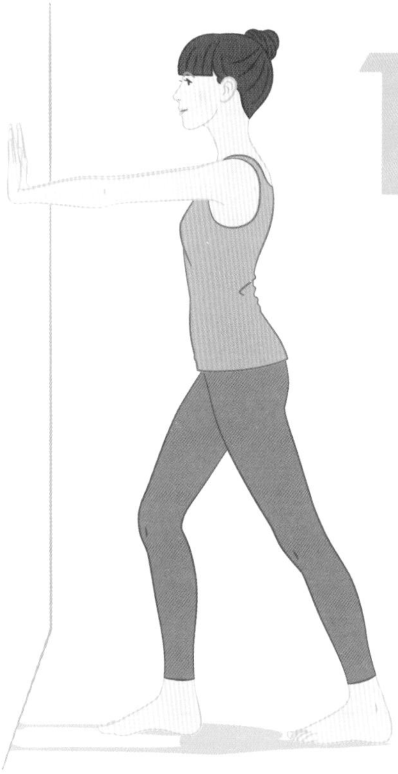

1

足科醫師推薦！

靠牆輔助
「阿基里斯腱伸展操」
確實拉伸！

搭配牆壁練習「阿基里斯腱伸展操」，就可以安心地將上半身向牆面前傾，更有助於伸展。阿基里斯腱僵硬的人，建議養成習慣，每天拉伸；在安全範圍內的朋友，也建議每天做伸展，藉以維持阿基里斯腱的柔軟度！

站在牆壁前方，雙手抵住牆面。
將欲伸展的腳向後退一小步。
注意腳尖應朝向正前方，
且腳跟不離地。

在下北澤醫院的 YouTube 頻道，可確認相關內容！（日文）（第一個伸展操：站姿伸展阿基里斯腱）

不管僵硬不僵硬
每個人都應該

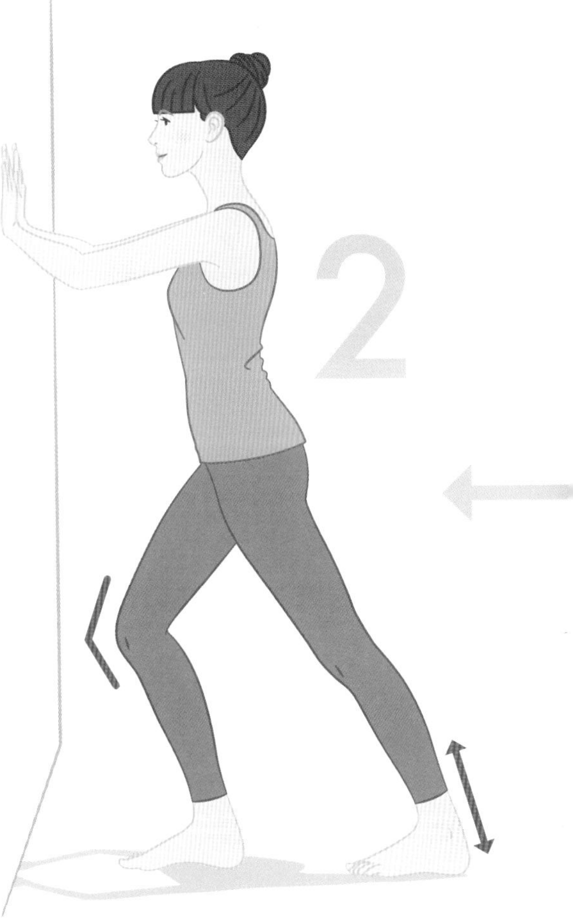

NG

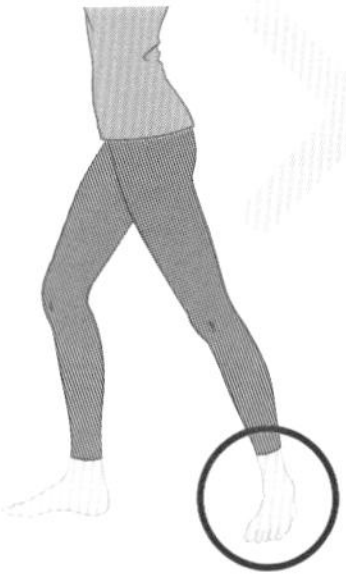

**腳尖未
朝向正前方。**

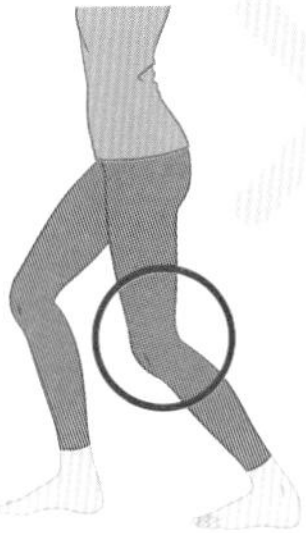

**後側腿部
膝蓋彎曲。**

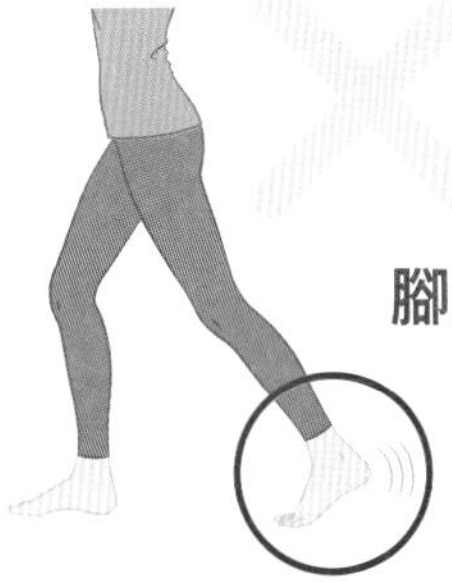

腳跟離地。

把體重交給牆面，慢慢彎曲前腳膝蓋。
感受後腳阿基里斯腱的伸展，維持動作
30 至 60 秒。之後換腳，重複同樣動作。
左右各 5 次。

為什麼我們必須保持腳踝柔軟？

阿基里斯腱是足部健康的關鍵

要維持「行走力」，包括多個關鍵要素。在足病專科醫院的**下北澤醫院，醫生最重視「阿基里斯腱的柔軟度」**。

或許有人會好奇：為什麼是阿基里斯腱？所以，在此讓我們一起認識阿基里斯腱具有哪些作用。內容或許稍顯艱難，還請對照以下的圖文，一同了解阿基里斯腱。

「阿基里斯腱」可說是最為人們所熟悉的肌腱名稱，相信許多人都曾在（日本）小學的體育課學過「阿基里斯腱伸展操」。

阿基里斯腱是人體最大的肌腱，連接形成小腿肚肌肉的小腿三頭肌與跟骨。外型白色堅硬，僅約十五公分長，但據說可承受一噸重的重量，十分堅韌。雖然可以拉伸，但其彈性比不上肌肉。

「阿基里斯」原本是希臘神話英雄的名字。基於某個原因，他的腳跟成為其致命要害，最終被敵人用箭射中腳跟而身亡。這就是阿基里斯腱名稱的由來，後來也被用來比喻一個人的致命弱點。

也因此，阿基里斯腱的柔軟度不足，可說是足部健康的「要害」。

僵硬的阿基里斯腱，主要會造成兩個問題——

第一個問題，走路時會增加足弓的負擔。觀察腳掌可以發現，我們的腳底並非平坦，而是呈現一個弧形結構。這個結構支撐著我們全身重量，減緩行走時的衝擊力。

然而，當這個弧形結構——也就是足弓——塌陷時，會引發足底筋膜炎、拇趾外翻等各種足部疼痛和疾病，詳細內容將在後面講解。總之，阿基里斯腱如果僵硬，每次走路都會出現類似足弓塌陷的動作，將導致弧形結構消失。

第二個問題，會造成足部或腿部的血液循環變差。小腿亦稱為人體的第二心臟，小腿肌肉的伸縮運動就像一個幫浦，能將靜脈血液向上推回流心臟。

如果不確實使用與阿基里斯腱相連的小腿三頭肌，可能導致小腿的幫浦作用減弱，因而容易出現冰冷或浮腫等症狀。換句話說，**僵硬的阿基里斯腱將會威脅下肢的健康。**

都會造成
足弓塌陷!

行走時的足部動作與阿基里斯腱的關係

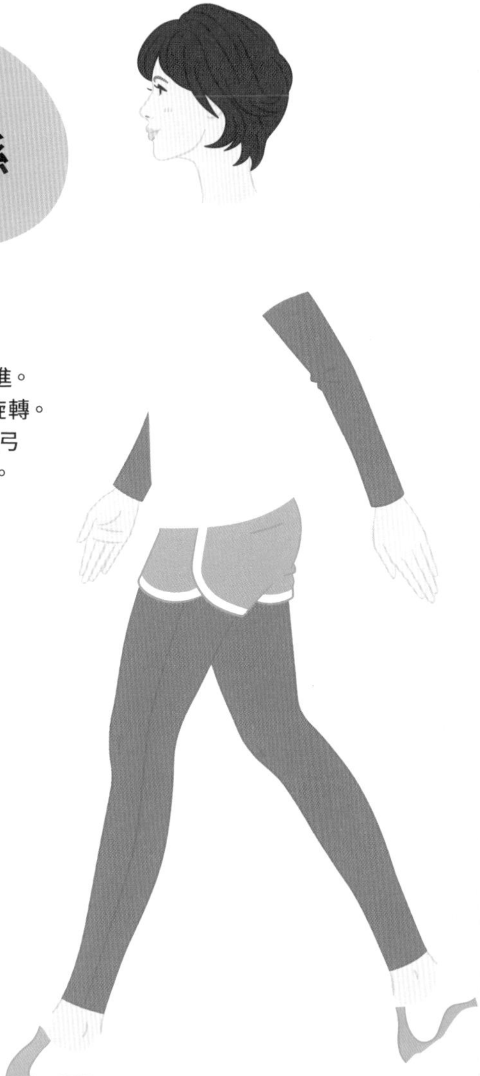

人在行走時，足部動作是依序轉動
①腳跟、②足部關節（踝關節）、
③ MTP 關節（蹠趾關節），來帶動身體前進。
阿基里斯腱的柔軟度關係到②踝關節的旋轉。
阿基里斯腱如果僵硬，走路時會以壓平足弓（坍塌）的代償方式，讓小腿骨向前傾斜。

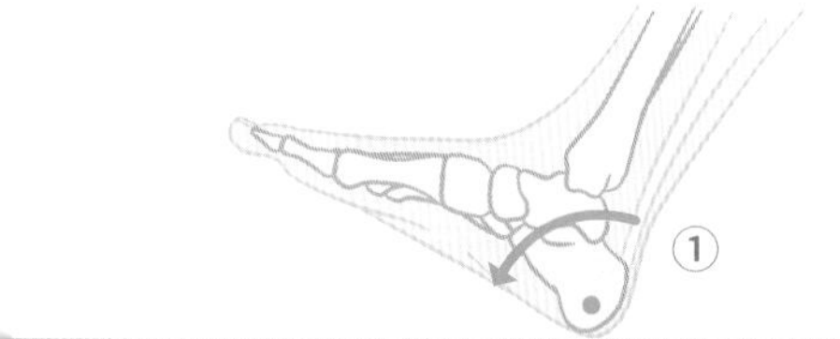

腳跟先著地

走路時，腳跟會先著地。接著，以腳跟為支點轉動腳掌，使前腳掌貼到地面。

阿基里斯腱如果僵硬，每次走路

為什麼我們必須保持阿基里斯腱柔軟？
足病診療學從行走的面向思考足部健康。
阿基里斯腱如果僵硬，
行走時將對足弓帶來巨大的負擔。
以下圖講解相關機制。

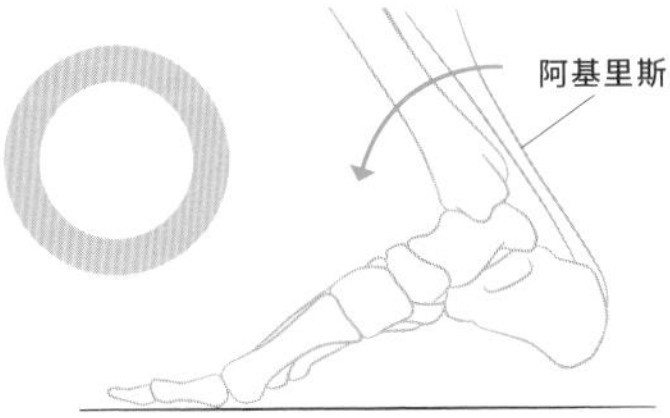

阿基里斯腱柔軟，小腿骨便可順利前傾

阿基里斯腱柔軟，小腿骨便可順利前傾，小腿骨可以前傾，且不會對足弓造成負擔。

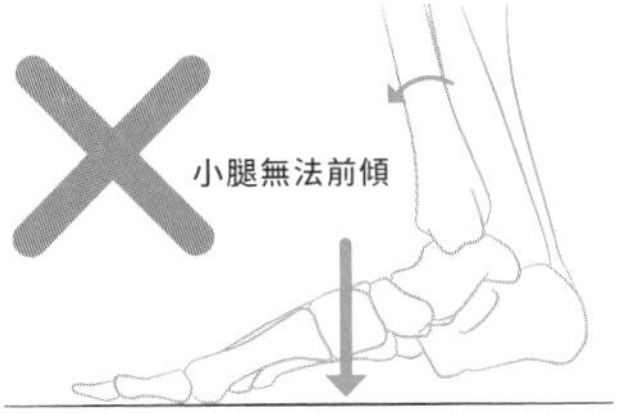

僵硬的阿基里斯腱，會造成足弓塌陷

阿基里斯腱如果僵硬，小腿無法順利前傾，走路易以壓平足弓的代償方式，讓小腿骨向前傾斜。

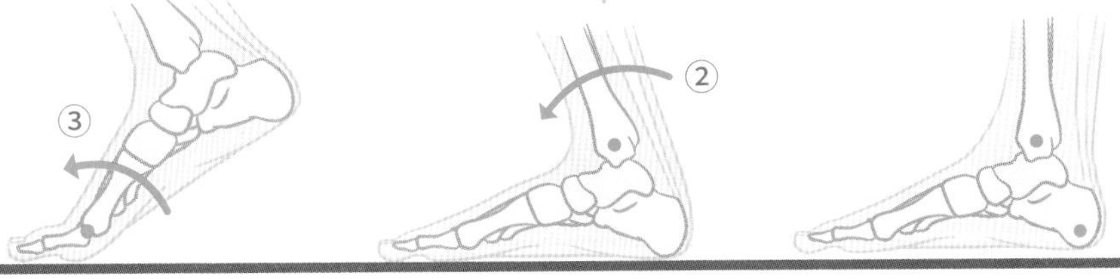

最後用力蹬出

以腳趾底部的蹠趾關節為支點進行轉動，用腳趾力量蹬離地面，踏出步伐。以上便是足部行走時的連貫動作。

小腿向前傾斜

這個動作，阿基里斯腱的柔軟度是關鍵。阿基里斯腱柔軟，小腿便可輕鬆前傾；但阿基里斯腱如果僵硬，容易出現足弓坍塌的代償作用。

整個腳掌貼地

連腳趾都平貼地面。此時，小腿骨與足部呈垂直狀態。

第二心臟「小腿」的血液循環變差

「小腿三頭肌」是占小腿一半的肌肉。
將小腿三頭肌與腳跟連結的肌腱正是阿基里斯腱。
換言之，阿基里斯腱是連結腿部與足部的要塞。也因此，阿基里斯腱的柔軟度，對穩健舒適的行走至關重要。

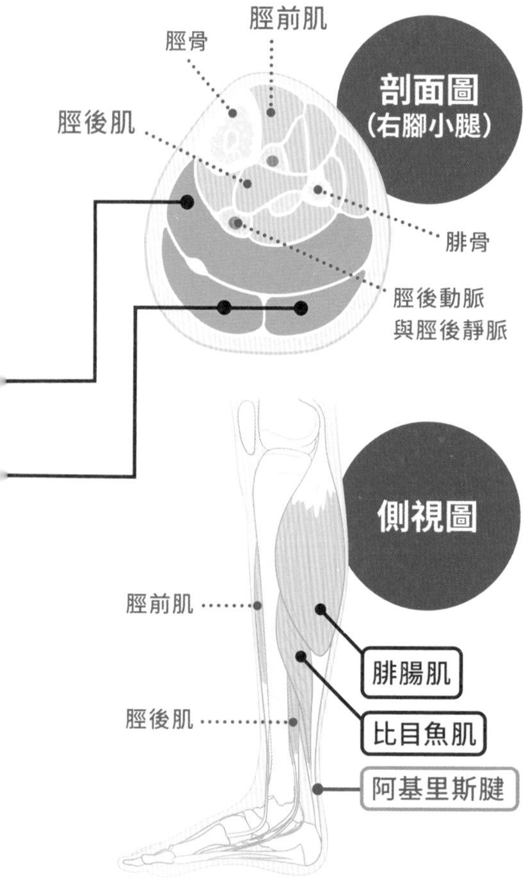

阿基里斯腱僵硬會使足背屈動作變困難

足部向前伸展（足掌屈）

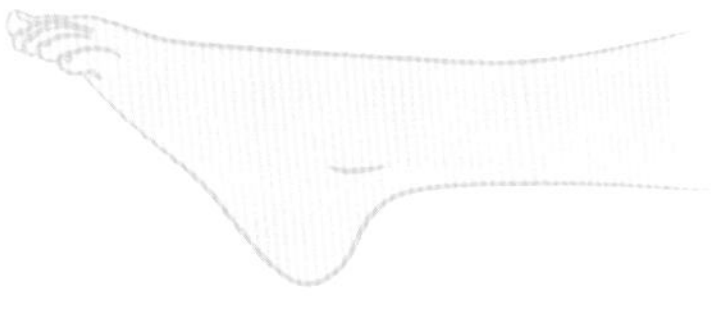

足部向小腿拉近（足背屈）

▶阿基里斯腱如果僵硬，不容易完成這項動作。

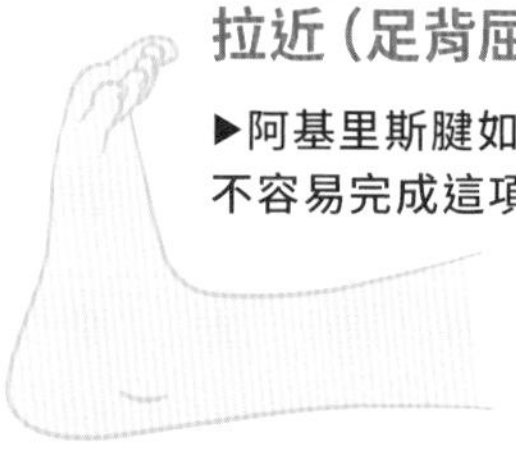

小腿三頭肌可以伸展足部，也就是透過此處的收縮，使足部伸展。反之，當其他肌肉收縮時，小腿三頭肌會被拉伸，將足部向小腿拉近。阿基里斯腱如果僵硬，即使拉伸小腿三頭肌，也很難將足部向小腿拉近。

阿基里斯腱僵硬也會造成

對行走非常重要的阿基里斯腱

從剖面圖來看，小腿三頭肌明顯占據小腿近一半的肌肉，腳跟之間則透過阿基里斯腱連結。換言之，阿基里斯腱是連接腿部與足部、維持步伐穩健不可或缺的重要部位。阿基里斯腱如果僵硬，不僅會導致小腿三頭肌無法順利伸縮，還會造成小腿的血液循環變差。

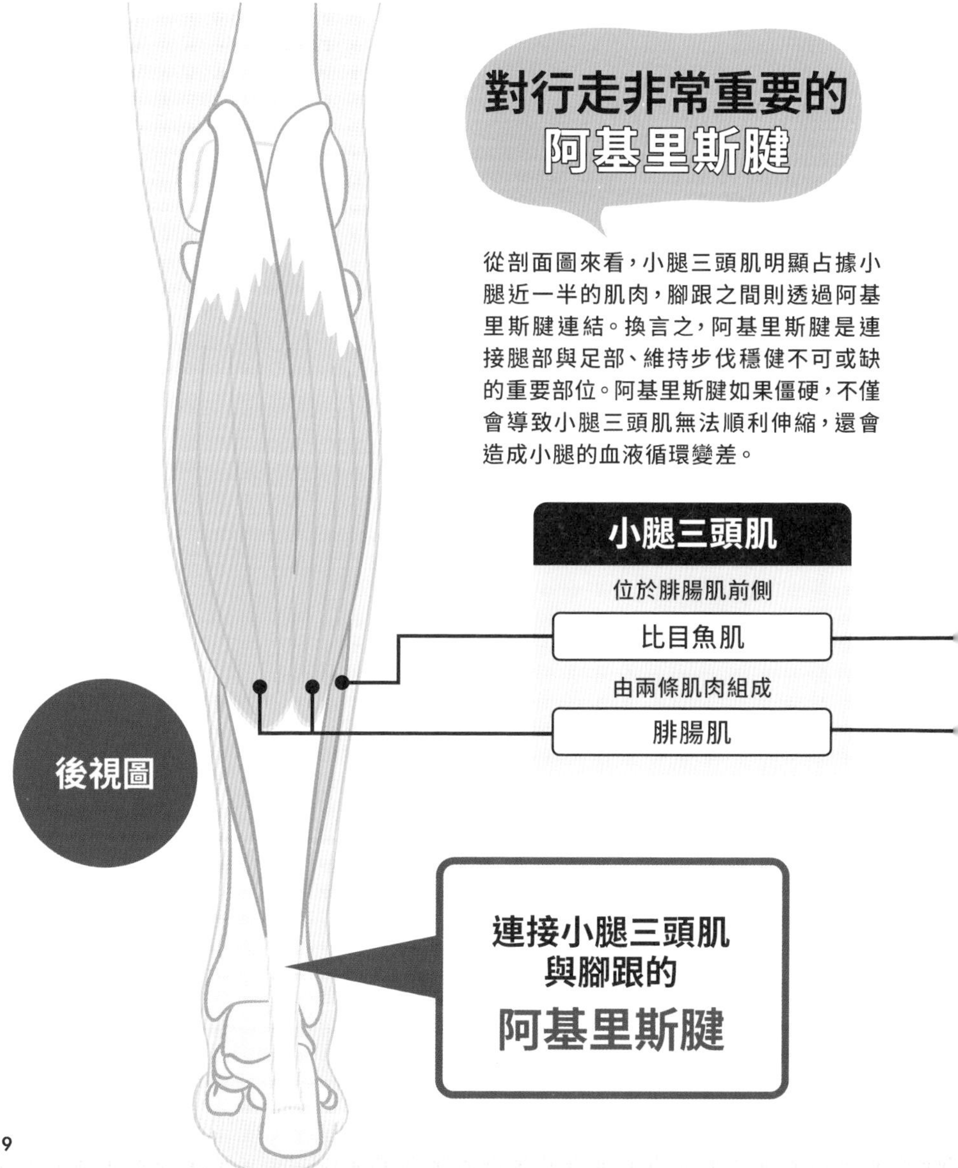

不只有益舒緩腳痛和不適

伸展阿基里斯腱，是長保足部年輕的「萬靈丹」

接下來總結一下前面的圖解內容。阿基里斯腱如果僵硬，走路時小腿會無法前傾。因此，每次走路都會造成足弓塌陷。**足弓坍塌會形成代償性的扁平足，進而引發拇趾外翻、足底筋膜炎等足部疾病**。實際上，足底筋膜炎患者如果正確執行「阿基里斯腱伸展操」，有超過一半以上病患可感受到症狀實質的改善。不光是如此，即使自認「雙腳還很健康，不用擔心」的人，也應該要經常伸展阿基里斯腱，**因為阿基里斯腱會隨著年齡增長而僵硬**。這就是為什麼我們會一再強調，「伸展阿基里斯腱」對保持足部年輕和健康的重要性。

此外，小腿俗稱人體的第二心臟，其大部分肌肉由與阿基里斯腱相連的小腿三頭肌所占據。阿基里斯腱如果變僵硬，不僅會導致小腿三頭肌無法順利伸縮，還可能影響腿部血液循環變差，出現冰冷或浮腫等症狀。

基於上述種種理由，我們強力推薦各位「阿基里斯腱伸展操」。

「阿基里斯腱伸展操」有何功效？

「阿基里斯腱伸展操」有諸多好處，我們甚至可以大膽直言：「不做是人生的損失。」建議 50 歲以上已超過足部使用壽命的讀者，即刻開始養成伸展阿基里斯腱的習慣。

預防足部疼痛

拇趾外翻、足底筋膜炎、扁平足都與足弓坍塌密切相關。為了避免足弓坍塌，重要的是透過「阿基里斯腱伸展操」，保持阿基里斯腱柔軟，減少足弓負擔。在下北澤醫院，我們也會指導病患使用鞋墊。

拇趾外翻　足底筋膜炎　扁平足等

保持足部年輕

隨著年齡增長，腳踝的靈活度會愈來愈差。由這一層面也可以推測，阿基里斯腱很容易僵硬。所以透過「阿基里斯腱伸展操」保持阿基里斯腱的柔軟度，以維持行走功能，減少足部問題，這一點非常重要。

預防腿部血流不順

為了預防腿部血流不順，導致冰冷、浮腫等問題，我們必須確實運用小腿三頭肌，使其伸展與收縮。下肢靜脈曲張也會造成腿部血液循環不良，增加靜脈辮膜的負擔。

冰冷　浮腫　下肢靜脈曲張

健康行走需要健康的足弓

足弓可減緩行走時的反作用力

正如本篇以「足弓」為題，以下內容將具體講解足弓的重要性。

人類的腳底並不是平面，而是一個立體結構，這一點從我們的腳掌即可看出。這個立體結構，俗稱足弓。**人類的腳透過足弓結構，支撐著全身體重，並藉以緩衝走路著地時所造成的反作用力。**

另一方面，黑猩猩的腳在形態上更近似人類的手，稱為「可相對拇趾」（opposable thumb）。換言之，腳拇趾與其他四趾分得很開，可以和其他四根腳趾的趾腹相對，這使得黑猩猩可以運用腳掌抓住樹枝等物體。

然而，**黑猩猩的腳沒有足弓，因此不適合長途遠行。人類之所以可以長途跋涉，必須歸功於足弓的結構。**

足弓的存在由來已久。據說在坦尚尼亞萊托利遺址發現的腳印化石，屬於三百六十萬年前阿法南猿的腳印，其中已顯示出足弓的痕跡。此一

人類的腳拇趾短小　演化成方便行走的型態

證據顯示，人類在那時便已用雙腳直立行走。這或許是在演化過程中，猿人放棄樹棲生活以及用腳抓物的功能，開始在平地走路後，失去了可相對拇趾、並於足部形成足弓。

實際上，如果只是站立，足部並不需要太多的功能。然而，**一旦涉及「行走」這項活動，「足弓」就變得非常重要。足弓的圓弧結構，可以保護雙腳免受地面反作用力的衝擊，不斷邁步前進。**因此，要保持足部健康，我們就必須保護足弓，避免其坍塌。

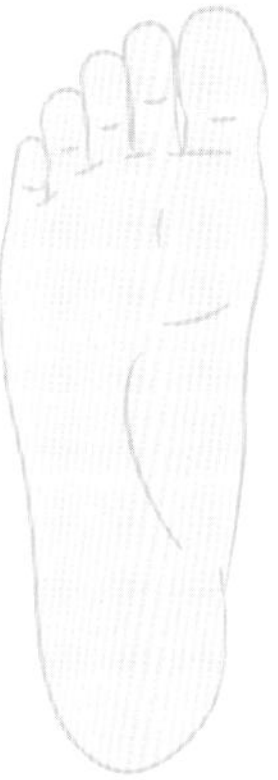

適合行走
人類的腳

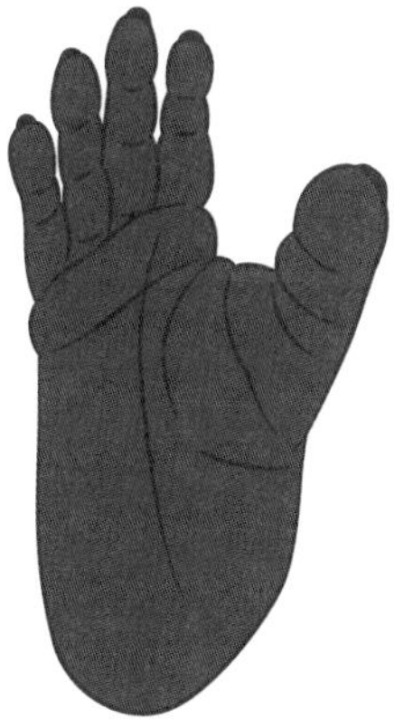

適合抓物
黑猩猩的腳

黑猩猩的腳拇趾和其他腳趾分得很開，適合需要抓住樹枝的棲樹生活。相對的，人類的腳拇趾短又小，且與其他腳趾平行，已經演化成適合行走的形態。

支撐人體走路的三個足弓

隨著年齡增長，內側足弓可能塌陷成扁平足

人類的足部具有三個足弓。

說起我們的腳掌心足弓，各位勢必耳熟能詳，這個部位就是連結腳跟與拇趾底部的「內側縱弓」。其他還有連結腳跟與小趾底部的「外側縱弓」，以及連結所有腳趾根底部的「橫弓」。

三個足弓裡，**「內側縱弓」尤其容易隨年齡增長而退化。**隨著年齡增長、肌力下降，使得跟骨向內側傾斜，導致「內側縱弓」下塌，使腳掌心的部分接觸地面，這就是俗稱的「扁平足」。

扁平足不僅容易引起足部變形，雙腳也容易疲累、感覺沉重。足弓塌陷，使得推進足部前進的力量減弱，容易拖著腳走路，增加足部疲乏。

反之，足弓偏高時，稱為高足弓。高足弓的足部在踩踏時，腳趾底部及腳跟更容易感受到地面的反作用力，所以容易引發這些部位的疼痛。

人類的足部具有三個足弓 年齡增長會導致**內側縱弓塌陷** 容易變扁平足

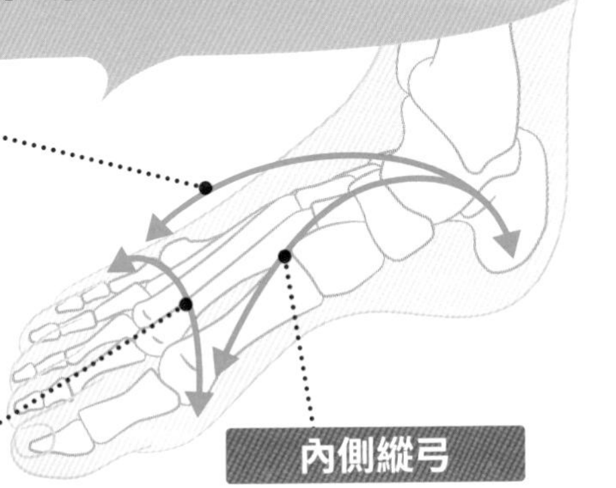

外側縱弓

外側縱弓連接腳跟與小趾底部。

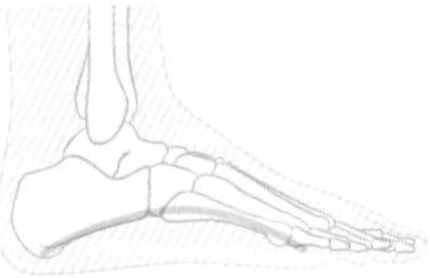

橫弓

橫弓連接 5 根腳趾的底部。橫弓下陷，會導致足部寬幅變寬，形成「闊足」。

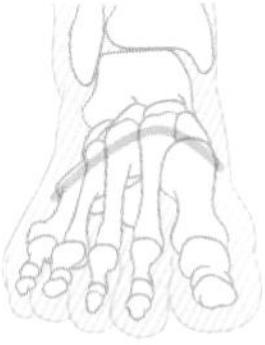

內側縱弓

內側縱弓連接腳跟與腳拇趾跟部。

此處若塌陷，會變成「扁平足」。 易隨年齡增長而出現症狀。

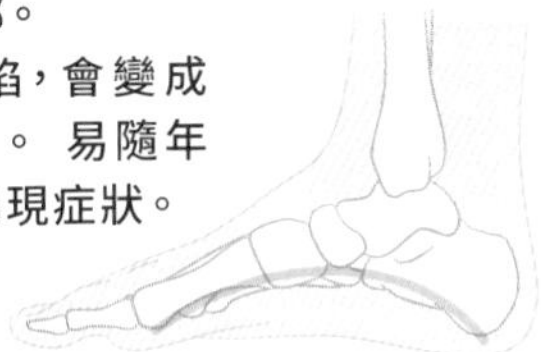

X光片圖示

足弓異常

足弓不論是塌陷（扁平足）還是偏高（高足弓），都會使足部容易疲乏、引發疼痛，還可能導致拇趾外翻等足部變形。

正常

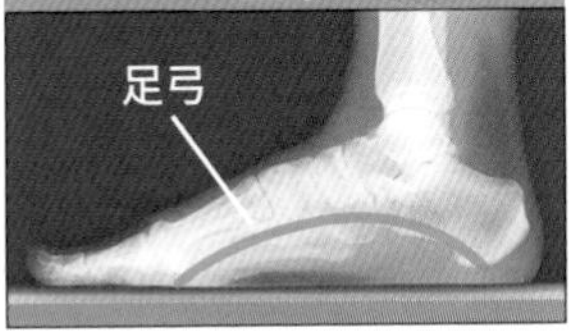

腳掌心具有適當弧度的理想足弓。這種形態的足弓耐震，可以走得更長遠。

隱性扁平足

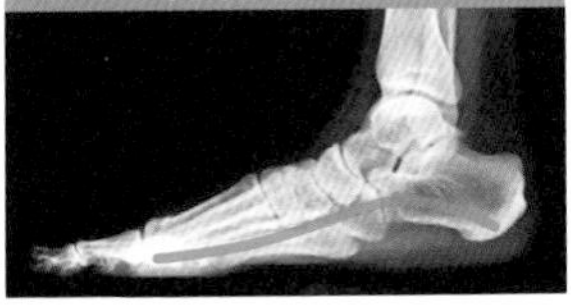

足弓過度下陷，使得腳掌無法用力蹬出，足部負擔增大，容易疲累。

高足弓

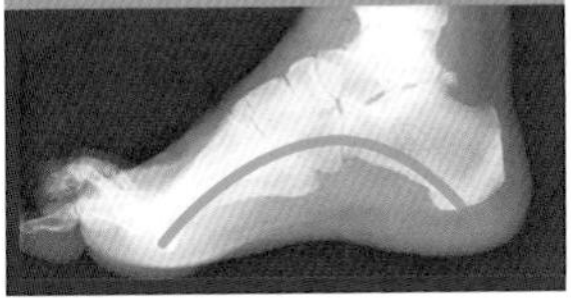

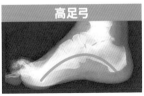

足弓沒有適度下沉，無法順利吸收反作用力。

扁平足

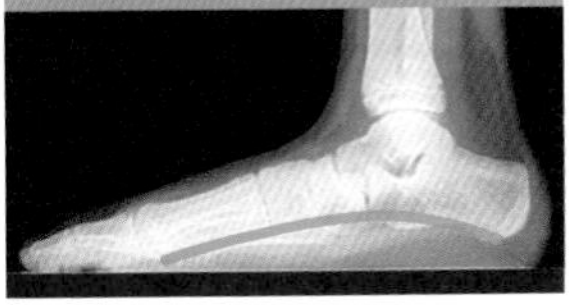

又稱功能性扁平足，乍看之下有明顯足弓，X光片也顯示足部後方確實有足弓的弧形，然而前足部的足弓塌陷，接近扁平足。

走路時，足弓的形態並非固定不變

足弓形態的變化，可減輕關節負擔

許多人可能以為人的足弓始終保持不變，但實際上，我們的足弓在行走時，形態會不斷變化，時而降低，接著恢復原狀。

足部著地時，足弓會下沉，使弧形骨架「崩塌」形成富有彈性的形態，變得柔韌，以便吸收行走的反作用力。然而，隨著體重重心向前腳掌移轉，且隨著腳掌蹬離地面，足弓即刻恢復原來的樣態，並再度變堅硬。這使得足部產生強大的推進力，帶動人體前進。**足弓透過這種形態自然改變的方式，吸收行走時的反作用力，減輕腳踝、膝蓋等關節的負擔。**

另外，就扁平足與高足弓來看，一般以扁平足最為常見。在足部著地到蹬離地面這段期間，這兩種足弓有著不同的變形模式。扁平足是足弓癱軟而向內坍塌；高足弓則正好相反，是向外側塌陷。這種**足弓高度的些微差異，會成為本人行走時的足部慣性，情況嚴重時，甚至可能導致足部變形。**

足弓形態會隨行走而變化

足弓並非一直保持相同的形態，而是會隨著行走，時而降低、接著恢復原狀，藉以支持「行走」時的連續動作。

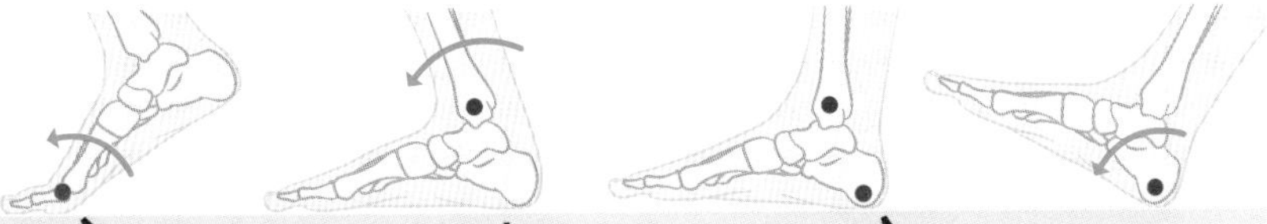

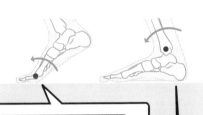

恢復堅硬並蹬出

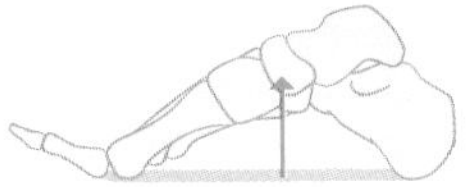

足弓拱起增強蹬出的力量

足部要蹬離地面時，足弓會拱起，恢復原來堅硬的形態，增加腳趾推向地面的力量。

變得柔韌並著地

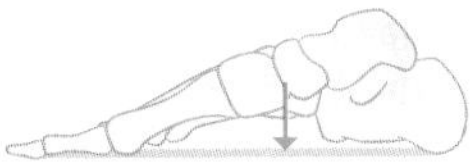

足弓下沉吸收反作用力

足部著地時，足弓會變得柔韌而下沉，以富彈性的狀態吸收地面的反作用力。

正後方示意圖

高足弓

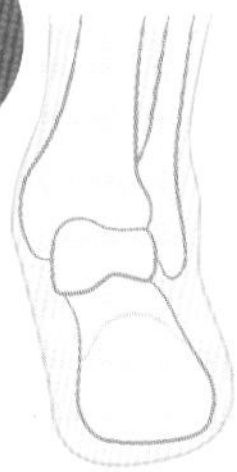

腳跟向外傾倒，重心落在內側（拇趾側）。

正常情況

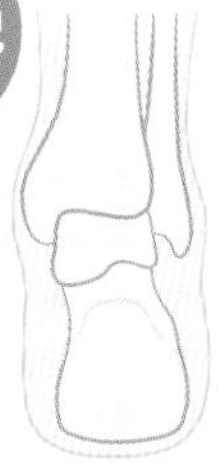

腳跟沒有歪斜。

扁平足

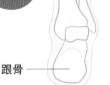

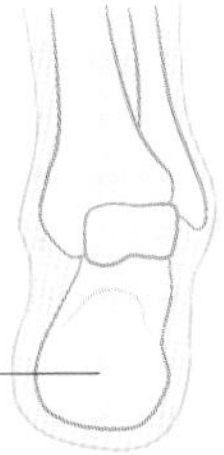

腳跟向內傾倒，重心落在外側（小趾側）。

如何避免足弓功能下降？

支撐足弓的肌肉也需要鍛鍊與調節

「伸展阿基里斯腱」是養護足弓的最佳方法。然而，對於「足部已患有拇趾外翻、足底筋膜炎等惱人問題」，或「希望更積極維護足部健康」的人來說，有必要加強鍛鍊支撐足弓的肌肉，保養支撐足弓的相關部位。

足部肌肉可分為外在肌群與內在肌群兩種。外在肌群是穿過腳踝並附著在腿上的肌肉，最佳代表就是小腿三頭肌。內在肌群是起始與終點都位在足部的肌肉，主要控制五根腳趾的動作。

如左圖顯示，足部有許多的肌肉、肌腱和韌帶。

比如脛後肌，是在足部著地後將足弓拉起，避免足弓過度下沉的肌肉。此外，足底筋膜不僅可防止足弓下沉，同時也會在腳趾蹬離地面時，利用其張力使足弓恢復原位。換言之，足底筋膜在「保持足弓」這一點，扮演著極為重要的角色。內在肌群對足弓的穩定性也非常重要。

許多肌肉、肌腱、骨骼相互協調支持足部機能

主要的外在肌群

穿過腳踝且附著在腿骨上的主要肌肉。許多肌肉交錯地附著在足部上，調節足弓，使腳踝及腳趾得以自在活動。

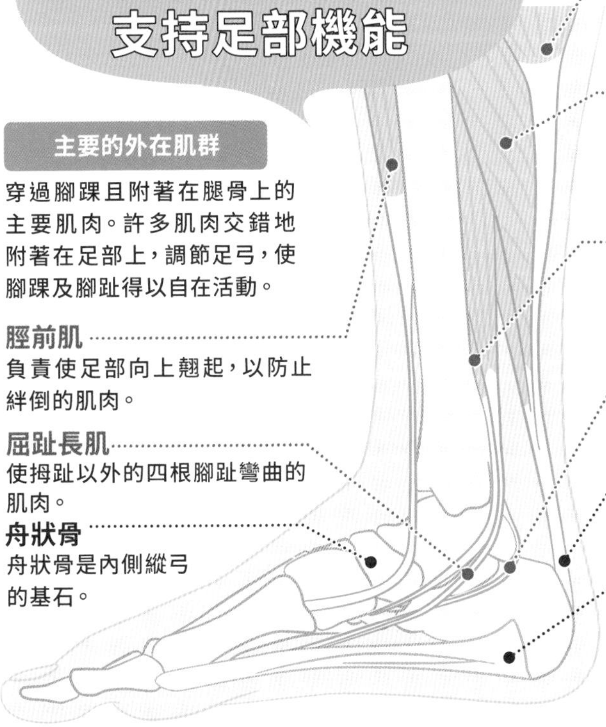

脛前肌
負責使足部向上翹起，以防止絆倒的肌肉。

屈趾長肌
使拇趾以外的四根腳趾彎曲的肌肉。

舟狀骨
舟狀骨是內側縱弓的基石。

腓腸肌
位在小腿肚的肌肉，可使腳踝向前伸展（足掌屈），協助行走時的推進力。

比目魚肌
位於腓腸肌的裡層，與腓腸肌同樣用於伸展腳踝，維持穩定性。

脛後肌
附著於舟狀骨上的肌肉，抑制足弓下沉。此處受傷，恐造成扁平足。

屈拇長肌
使腳拇趾彎曲的肌肉。

阿基里斯腱
小腿三頭肌（腓腸肌與比目魚肌的總稱）的肌腱。

足底筋膜
從腳跟連接至五根腳趾底部的肌膜（筋膜）。

主要的內在肌群

足部有一層層細小的肌肉，用於活動腳趾及調節足弓。在插圖中指的是最表層的肌肉。

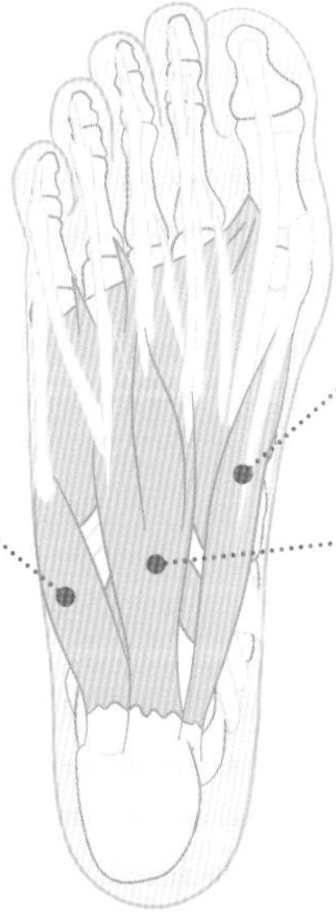

屈小趾短肌
可將小趾向外側拉開。

外展足拇肌
可將腳拇趾向外側拉開。

屈趾短肌
可使腳食趾至小趾（第二趾至第五趾）彎曲。

4種
自我照護法

鍛鍊撐起
足弓的肌肉

脛後肌訓練

脛後肌從小腿連接至足部，不僅可使足部做出內翻的動作（向內旋轉），還能將足弓拉起。

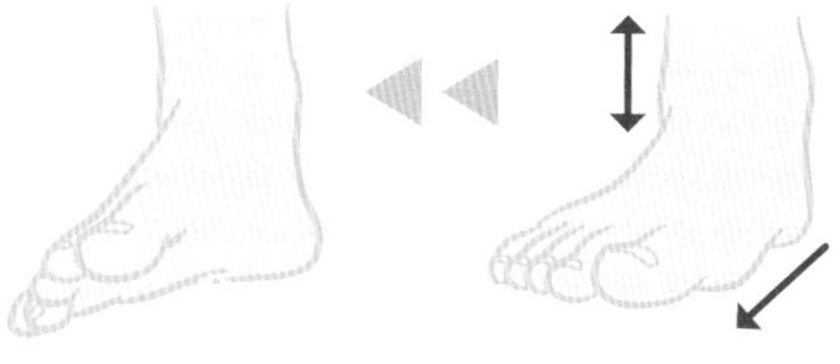

小趾與腳跟貼地，使拇趾側離開地板。

腳尖略為斜向外側。

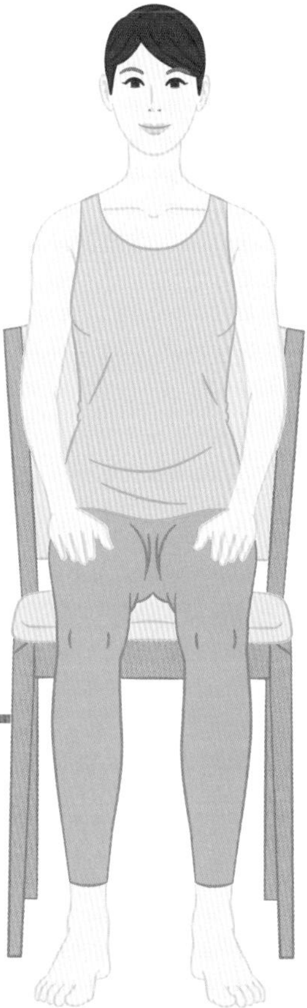

端坐在椅子上，腳底平貼地面。

保護足部更健康 鍛鍊支撐足弓肌肉的

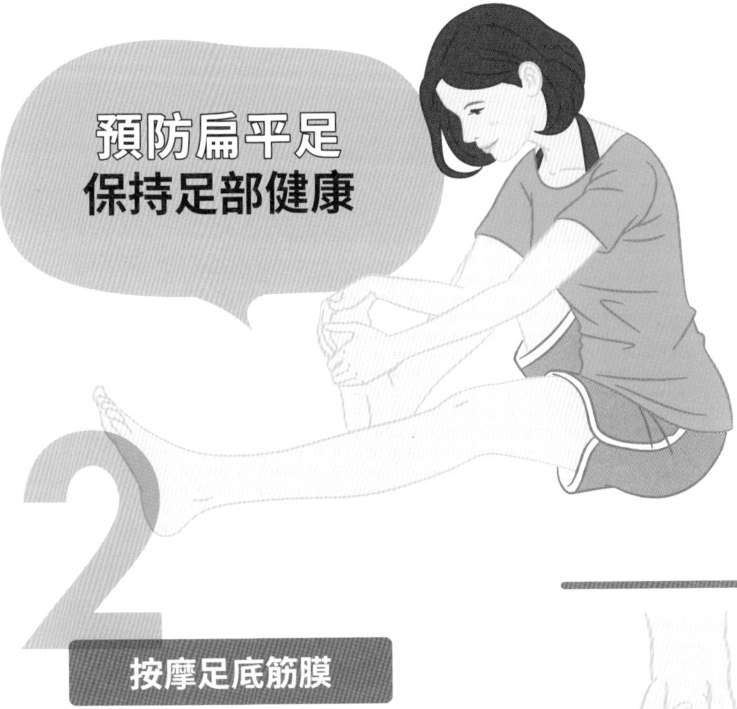

2

按摩足底筋膜

按摩對患有扁平足及足底筋膜炎的人都很有幫助。輕輕地將足部向上翹起，一手托著前腳掌，另一手按摩整個腳底，使其放鬆，以免足底筋膜過度疲勞。建議每次單腳進行，按摩時間約一分鐘。

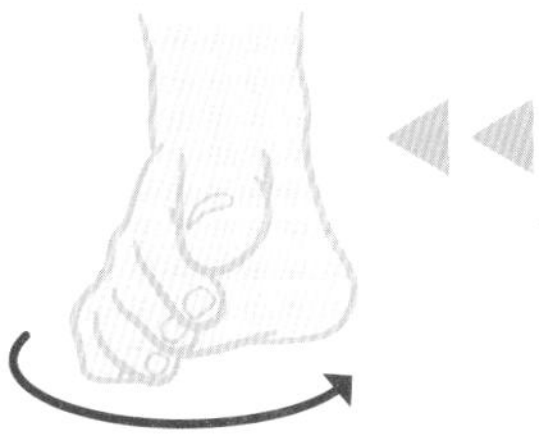

將腳踝向內轉動，使腳刀摩擦地板。建議左右各 10 次。

3 內在肌群訓練

內在肌群的起點和終點都位在足部，主要控制腳趾動作，對足弓的穩定性也非常重要。

啟動腳趾的活動力

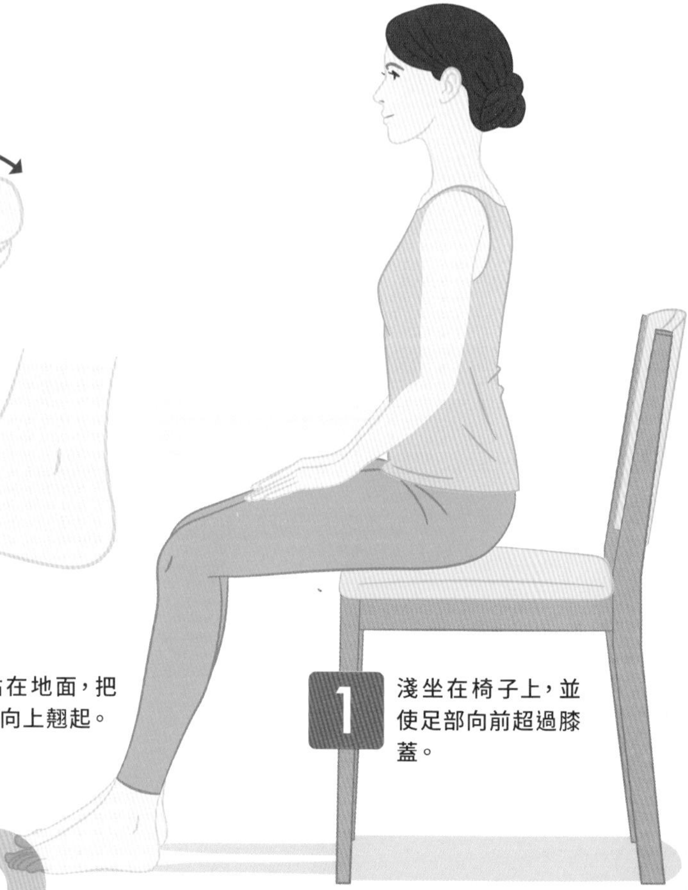

1 淺坐在椅子上，並使足部向前超過膝蓋。

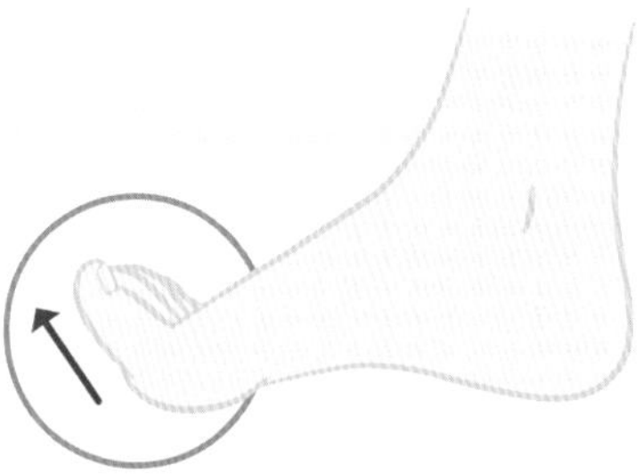

2 腳底平貼在地面，把所有腳趾向上翹起。

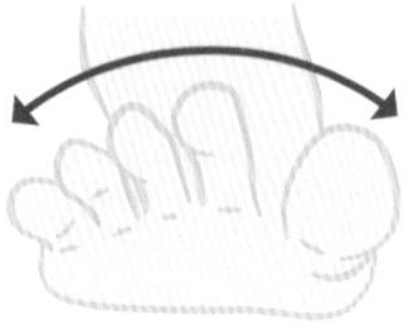

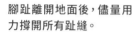

腳趾離開地面後，儘量用力撐開所有趾縫。

拇趾下壓時，腳跟要用力避免離地。

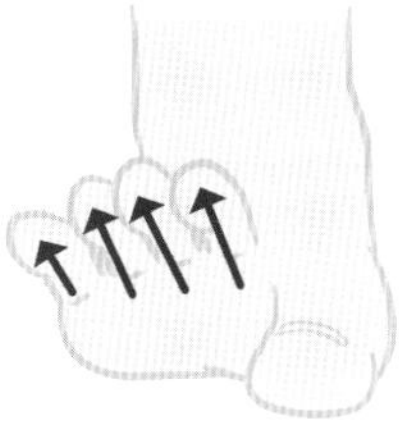

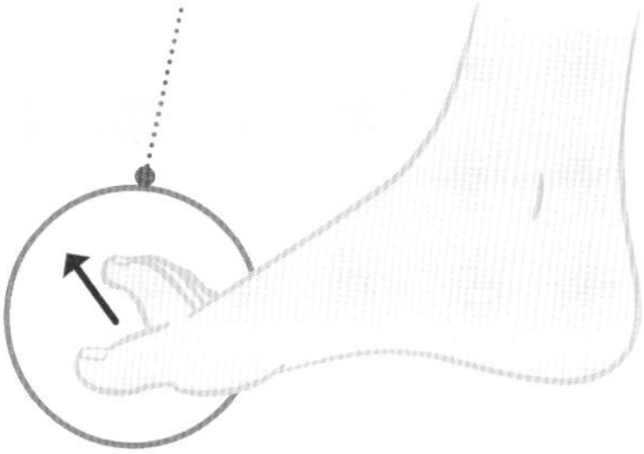

3 接著將腳拇趾壓回地板，其他腳趾維持上翹的狀態，不讓足弓下沉。

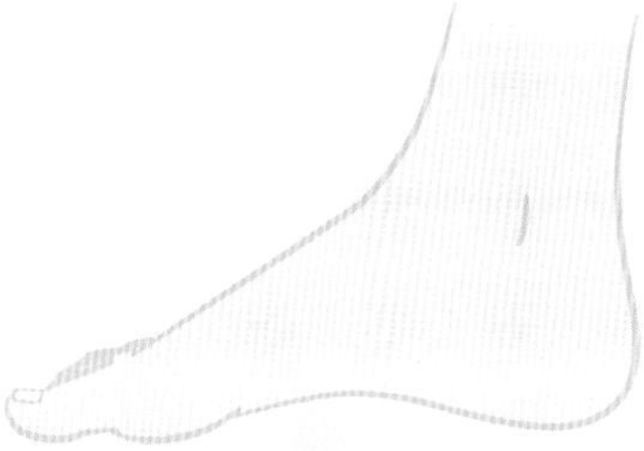

4 維持足弓向上拉提的感覺，將其餘四趾也壓回地面。

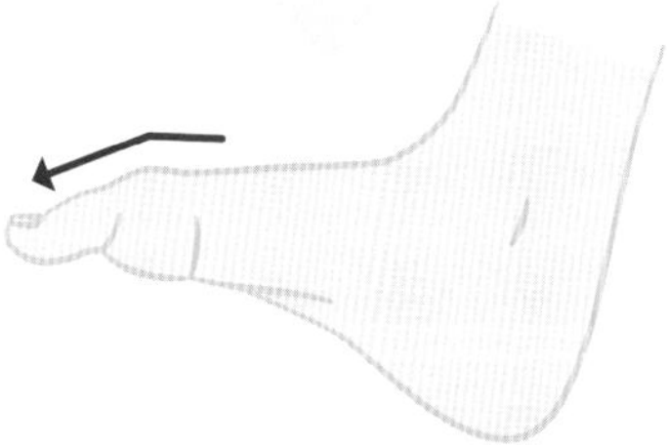

5 用力讓所有腳趾像抓住地板那樣向內彎曲，維持這個動作，提起前腳掌建議左右各 5 次。

腳趾的伸展
與鍛鍊一氣呵成

4

腳趾猜拳運動

腳趾猜拳運動（用腳趾做出剪刀、石頭、布）也是一種內在肌群訓練。剪刀也可以採取拇趾下壓的方式。腳趾猜拳運動左右各重複 10 次。

布

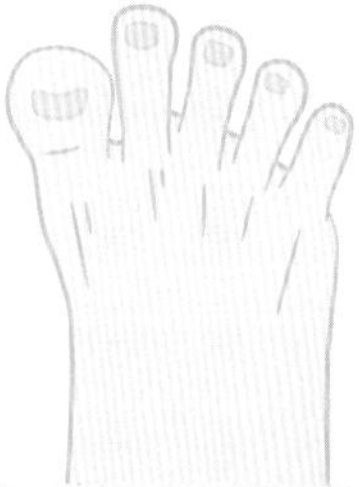

儘量把腳趾全部撐開。尤其穿了高跟鞋後，建議多多練習。

剪刀

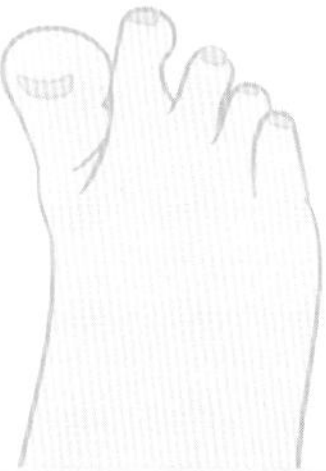

比剪刀時，只需翹起腳拇趾，其餘腳趾向內捲曲。如果比不出剪刀，可以先嘗試比布的動作。亦可用拇趾下壓的方式比剪刀（類似 P43 的步驟3）。

石頭

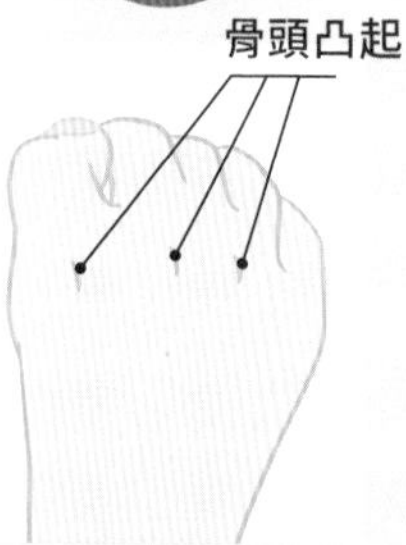

將 5 根腳趾全數向內捲曲，用力收攏，直到腳背處腳趾下方的骨頭明顯隆起。

第2章

長保行走力的重量訓練

維持健步如飛的強健腳力

除了阿基里斯腱的柔軟度，
腿部的肌力也非常重要。
本章將講解長保行走力所需的重量訓練。

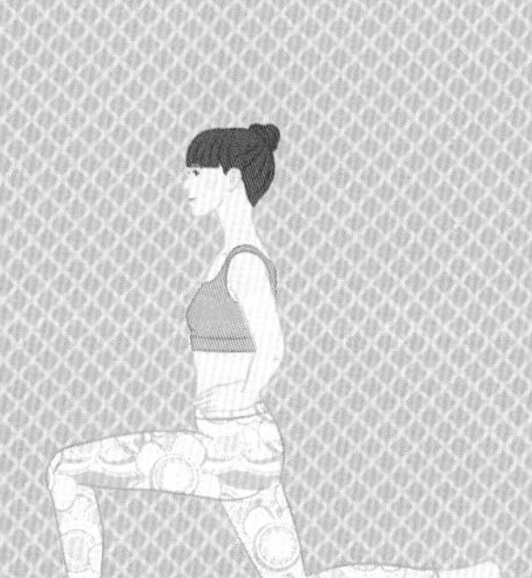

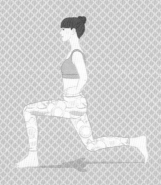

檢測行走所需的腿部肌力是否衰退

為了維持行走能力，腿部肌力和阿基里斯腱的柔軟度一樣重要。

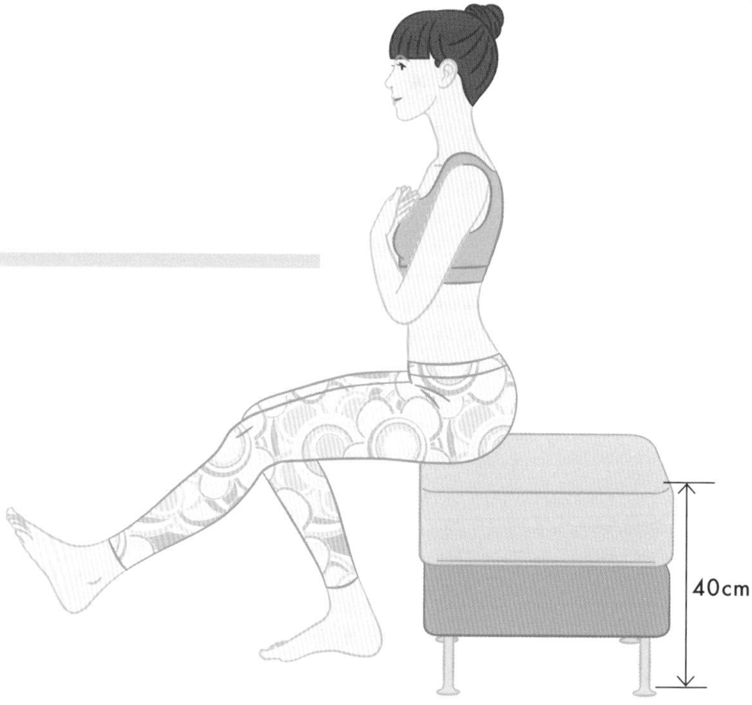

坐在約 40 公分高的平台或椅子上，雙手交叉在胸前。左腳或右腳伸直離地（膝蓋可微彎），用大腿力量站起身（不可藉由反作用力起身）。

檢查左右的腿部肌力！如果做不到，表示腿部的肌力和平衡力減弱。

利用日本骨科學會的 LOCOMO 度檢測，可以檢測腿部肌力。其中有一個項目是「垂直站立測驗」。另有簡單的雙腳著地版本，在此我們介紹難度較高的單腳測驗。

單腳穩定站立後，保持姿勢 3 秒鐘。同樣動作，左右腳個別測驗。藉此可以檢測腿部的肌力及平衡力是否下降。

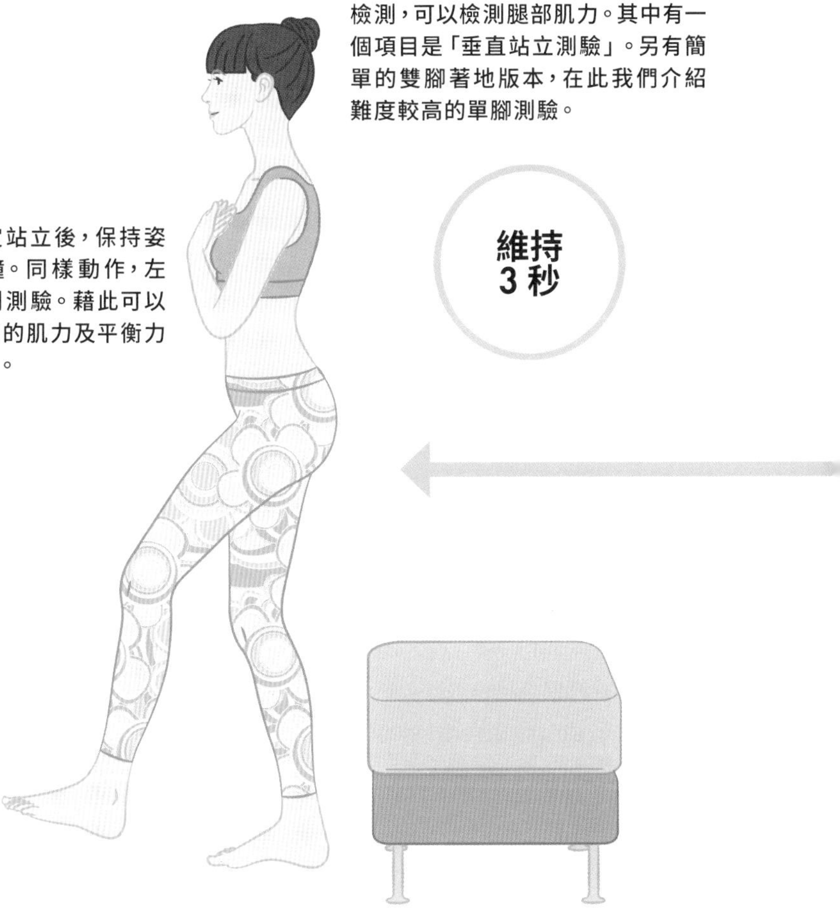

LOCOMO 度檢測

除了「垂直站立測驗」以外，還有檢測步幅的「跨步測驗」及問卷調查「LOCOMO 25」，問卷共有 25 道問題。有興趣的讀者請參考 LOCOMO ONLINE 官網（https://locomo-joa.jp/）。

腿部肌力與伸展阿基里斯腱一樣重要！

要維持「行走力」，腿部的重量訓練不可或缺

就「行走力」的基礎來說，我們必須特別重視以下兩個重點：「阿基里斯腱的柔軟度」與「腿部肌力」。本書一開始，我們檢測了阿基里斯腱，**接下來要請各位關注的是「腿部肌力」**。上一頁從椅子站起的「單腳站立」，各位都做到了嗎？

腿力的減弱，也會連帶造成阿基里斯腱的柔軟度下降。這是因為阿基里斯腱與小腿的腓腸肌和比目魚肌相連，而這些肌肉又與大腿後側的膕旁肌相連的緣故。

那麼，我們在鍛鍊腿部的肌力時，應該特別留意哪種肌肉呢？

答案是「慢縮肌」。要保持正確的步態持續行走，我們所需要的是具有耐力的慢縮肌，而非可在短時間內發揮爆發力的快縮肌。

肌纖維根據其性質及外觀，可分為「快縮肌」與「慢縮肌」兩種。每個肌肉部位的肌纖維種類比例各有不同，無法一概而論。比如沿著脊柱

為了長保行走力 利用重訓鍛鍊的 3種重要肌肉

的豎脊肌通常具有較多的慢縮肌纖維，因此豎脊肌一般會被歸類為慢縮肌。

位於骨盆下方的「慢縮肌」當中，**有三種肌肉在行走動作中扮演著重要角色，分別是臀部的臀大肌、大腿內側的內收大肌和位於小腿深層的比目魚肌。**這三種肌肉中，只要其中一者的肌力減弱，就可能影響我們的行走能力。為了保持行走力，建議採取重點式訓練。

下肢肌肉對步行非常重要，下北澤醫院物理治療師尤其關注以下這三種肌肉。

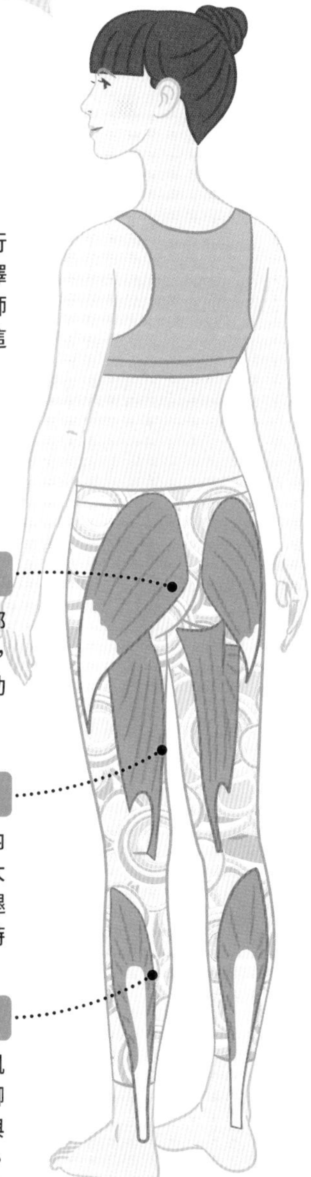

臀大肌

臀部中形成臀部圓弧的最大肌肉，將大腿向後擺動時的主要肌肉。

內收大肌

位於大腿內側內轉肌群中的最大肌肉，將張開的腿部向內側收併時的主要肌肉。

比目魚肌

大部分被腓腸肌所覆蓋，作用在腳趾伸展等動作，與阿基里斯腱相連。

臀大肌
的重量訓練

鍛鍊臀大肌，除了著名的深蹲，提臀和前弓步蹲也非常有效，建議將其中任一項訓練列入自己的運動習慣。提臀運動亦可用兩腳著地的方式進行。

有助於增強行走所需的平衡力

前弓步蹲

將單腳大步向前跨出的重量訓練，亦可鍛鍊平衡力。訓練時，注意身體不要搖晃。採站姿，腰背挺直，雙手叉腰。

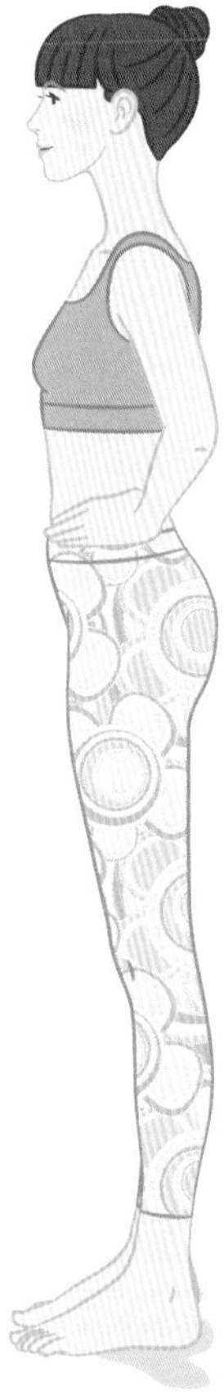

左右
各5～10次
×
2～3組

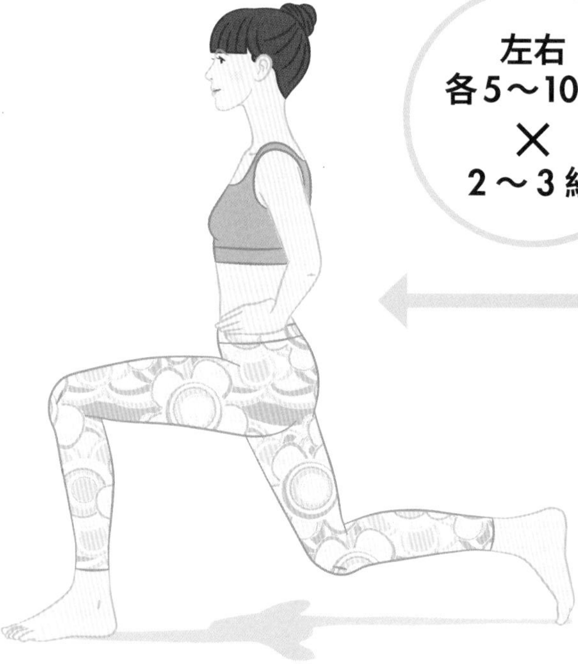

單腳大步向前跨出後彎曲，將身體垂直下壓至大腿與地面平行。接著收回跨出的前腳，換腳重複同樣動作。以上動作，左右腳交換反覆進行。

採站姿，腰背挺直，雙手叉腰。

躺著做的運動，亦有美化曲線的功效

提臀

躺著做的提臀重量訓練。如果無法單腳支撐，亦可採雙腳支撐的動作。撐起身體時，應保持身體穩定，不晃動。

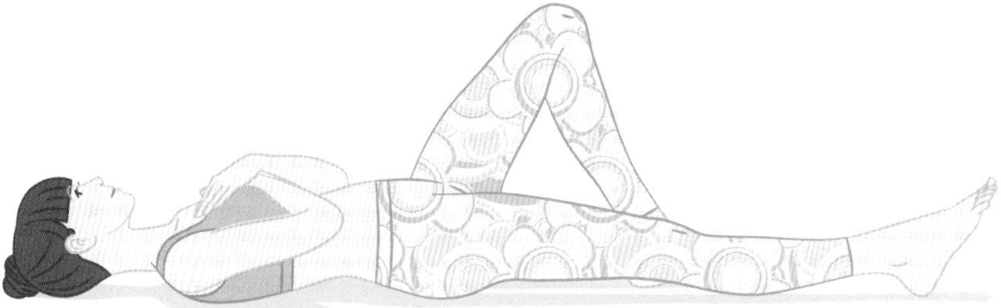

仰躺，雙手交叉在胸前。
左腳彎曲，右腳打直。

2組

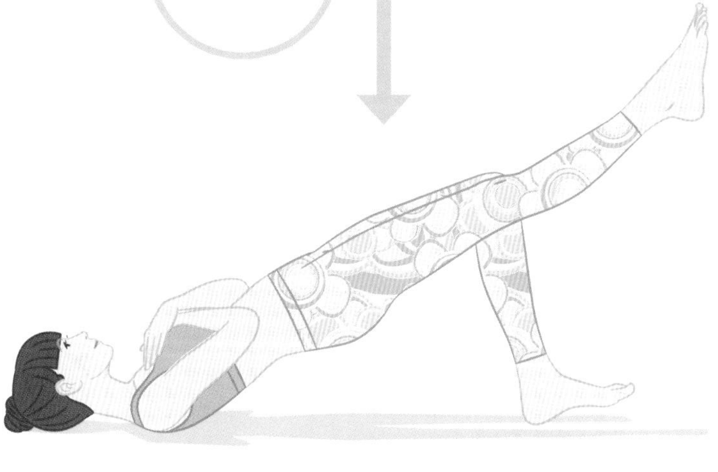

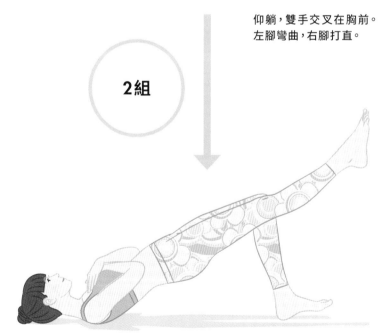

利用腹部力量抬起臀部，注意腳尖朝上，維持動作 10 秒。留意上半身至腳尖應呈一直線。躺回地面，換腳重複同樣動作。

內收大肌
的重量訓練

內收大肌是位在大腿內側的肌肉。
選一顆大一點的枕頭夾在兩腿中間，反覆用力夾緊，藉以訓練內收大肌。

夾枕頭訓練

利用枕頭， 即可輕鬆鍛鍊內收大肌。此時重點在於身體必須挺直；如果身體前傾， 將無法正確使用到大腿內側的力量。 站姿或躺著做都無妨。

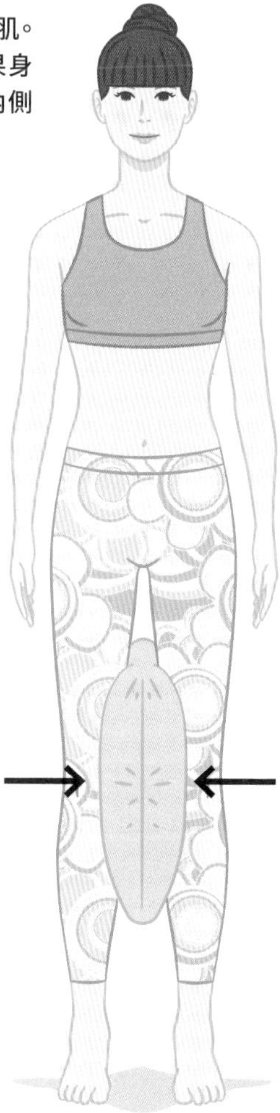

站直，將枕頭橫放夾在兩腿中間。用大腿內側力量，向內側用力夾緊再放鬆。

10～20次
×
2～3組

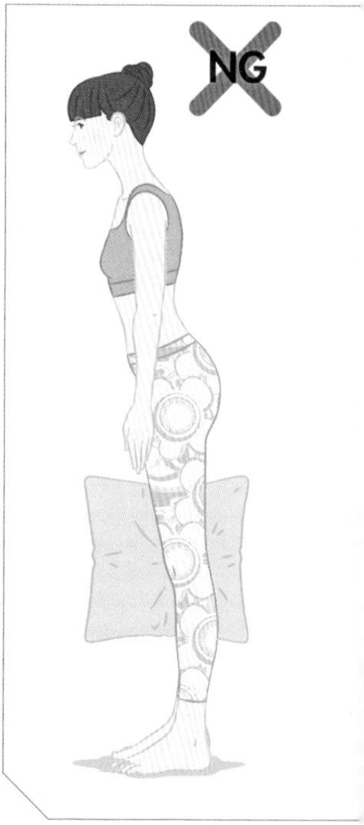

比目魚肌的重量訓練

「提踵訓練」可鍛鍊包含比目魚肌在內的小腿三頭肌，亦稱小腿上提。
腳跟不用抬太高，量力而為即可。

提踵訓練

採雙腳站立，前腳掌施力使腳跟離地，再慢慢踩回地面。若無法平衡，雙手可扶牆或扶桌子。

10～20次
×
2～3組

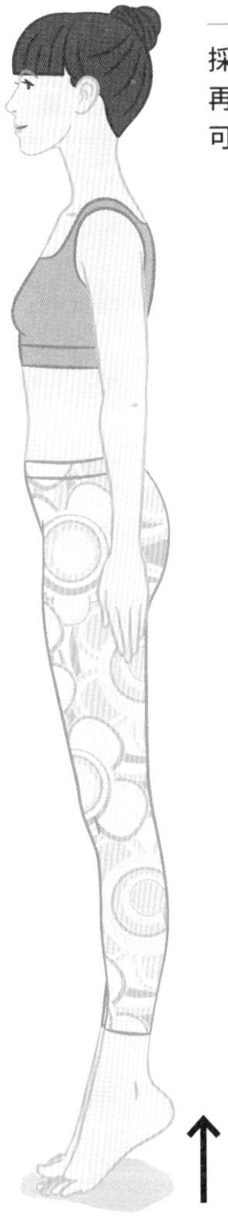

提起腳跟

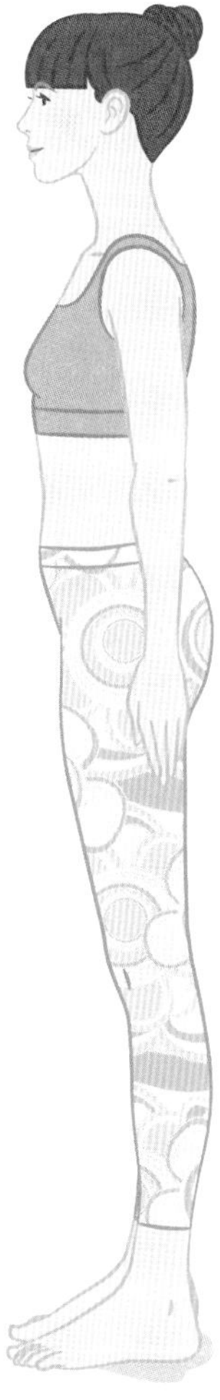

雙腳站立

隨時自我檢測LOCOMO度

透過走路檢測自己的行走力是否減弱

為了長保行走力，臀大肌的重量訓練是另一個訓練重點。臀大肌是構成臀部的主要肌肉，除了關係到髖關節的伸展（大腿向後擺動）和外展（大腿向外側展開），亦可藉由韌帶進行膝關節伸展（打直膝蓋）。**因此臀大肌肌力的減弱，不僅會造成膝蓋疼痛，還會引起髖關節四周等多處部位的問題。**

為了防止這種情況發生，除了各位耳熟能詳的深蹲以外，建議多做提臀（51頁）和前弓步蹲（50頁）等訓練。本書中介紹了單腳提臀訓練，執行上若有困難，亦可改雙腳踩地，僅臀部上抬的姿勢。

前弓步蹲是單腳向前跨出，並使臀部下沉的運動，除了可訓練臀大肌，亦可鍛鍊大腿前側的股四頭肌及大腿後側的膕旁肌。動作的重點在於，保持上半身挺直，不可前傾。

接下來關注的部位是大腿內側的內收大肌。內收大肌是連結髖關節與膝蓋的肌肉，負責保持骨盆的穩定，避免骨盆側斜晃動。只要用力將雙腿併攏，就能鍛鍊該部位，建議在膝蓋間夾枕頭訓練。

最後是位於小腿肚的比目魚肌。比目魚肌外型扁平，大部分被腓腸肌所覆蓋。腓腸肌和比目魚肌皆與阿基里斯腱連接，不過主要控制腳踝運動的肌肉是比目魚肌。「提踵」顧名思義就是腳跟的上下運動。如果身體會晃動不穩，可扶著椅背等物體來保持平衡。覺得動作簡單的讀者，不妨手扶牆，進行單腳提踵訓練。

許多人認為一天要走一萬步才夠，**但根據中之條的研究，一天八千步且其中包含二十分鐘快走的運動量就已足夠。**另外在英國，為了推廣健康運動，也倡導每天快走十分鐘的「Active 10」運動。由此可知，走路可以避免「行走力」減弱，誠摯建議各位多走多動。

隨著年齡增長，可能會變得無法輕鬆抬起雙腳，關節也逐漸僵硬。當你感受到這些變化時，建議**隨時自我檢測 LOCOMO 度（行動障礙程度），並加強重量訓練。**進行腿部的伸展及鍛鍊，避免讓足部承受多餘的負擔，也是來自足病診療學的觀念。讓我們一起維護「行走力」，讓自己無論幾歲，都能自由自在地四處走動。

臀大肌＋比目魚肌
的重量訓練

深蹲與提踵的組合運動，同時鍛鍊臀大肌與比目魚肌。
建議手扶牆面或椅子進行。

從深蹲到提踵
的雙重訓練

可鍛鍊包含比目魚肌在內的小腿三頭肌、
臀大肌、股四頭肌與膕旁肌。

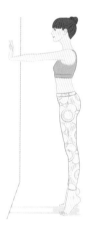

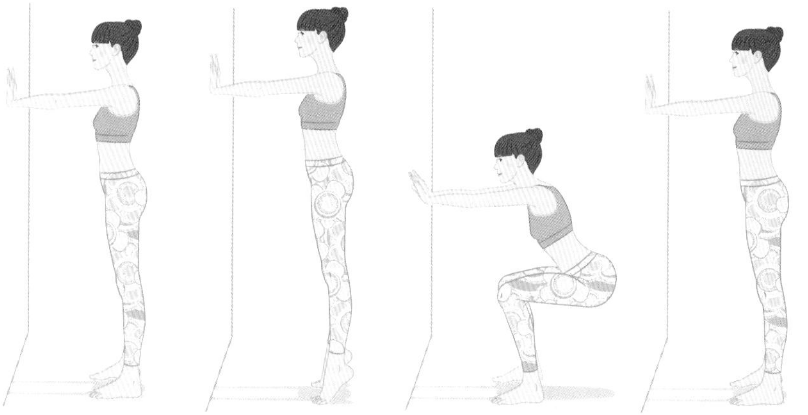

1
站在椅背後方，雙腳與骨盆同寬。兩腳趾尖平行朝向正前方。

2
腳底踩地，在三秒鐘以內，慢慢彎曲膝蓋，臀部垂直下沉，膝蓋儘量彎曲呈90度。

3
在三秒鐘以內慢慢恢復到原本的站姿，接著順勢提起腳跟，維持1～2秒。

4
腳跟踩回地面。

10次
×
3組

在下北澤醫院的 YouTube 頻道，
可確認相關內容！（日文）
（第二個伸展操：從深蹲到提踵）

第3章

透過腳拇趾可以確認足部的異常狀況?!

足癬、捲甲、拇趾外翻……
每天觀察足部，對預防足部疾病很重要

本章針對許多人容易罹患的足部疾病解說，
以常見的足癬、捲甲、拇趾外翻等問題為主軸，
講解預防及自我照護的方法。
關鍵在腳拇趾！

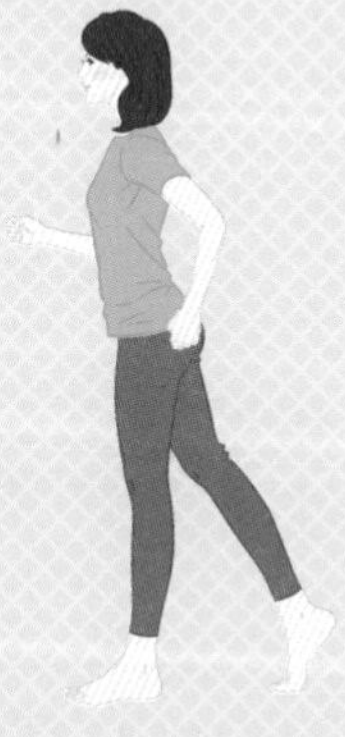

足部的使用壽命只有五十年？

每天觀察足部，預防足部疾病！

「足部」是我們行走的基石，但由於足部的皮膚角質較厚，承受刺激的耐性較高，因此即使有些微的疼痛，也很容易被人們忽略。

然而，**足部和人體的其他器官一樣，都有所謂的「使用年限」**。**下北澤醫院的醫師團隊，歸納出足部的使用年限大約五十年**。肌肉可以穩固我們的姿勢，活動身體，通常在五十歲以後逐漸走下坡。根據老年醫學的統計，在五十歲至七十歲這二十年間，人體的肌力和肌肉量分別會減少十五%和十%。不單單只是肌肉量，皮膚和血管也多半以五十歲為分水嶺，隨著年齡增長而開始出現各種疾病性的變化。我們必須用心保養足部。

足部一出現問題，人體為了彌補這部分缺失，會犧牲走路方式，導致姿勢不良。走路方式不正確，容易造成膝蓋或腰部疼痛；姿勢不良，使得問題幾乎蔓延到整個身體。因此，足部的照護，攸關身體其他部位及臟器的健康。沐浴時或睡前仔細觀察自己的「足部」。

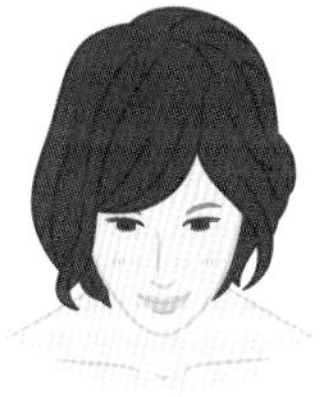

沐浴時觀察足部有無
長繭或足癬

除了走路以外，重要的是每天仔細觀察自己的足部，確認其健康狀態。利用沐浴時、沐浴後或睡前的少許時間，觀察腳底、趾縫間和腳背有沒有出現厚繭、雞眼、足癬等症狀，並仔細檢查有無傷口。

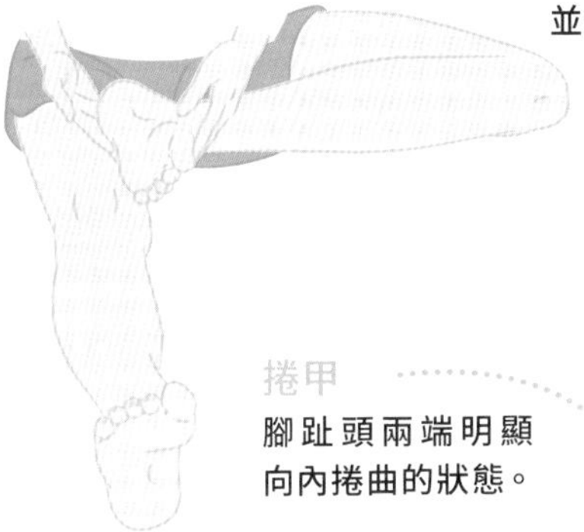

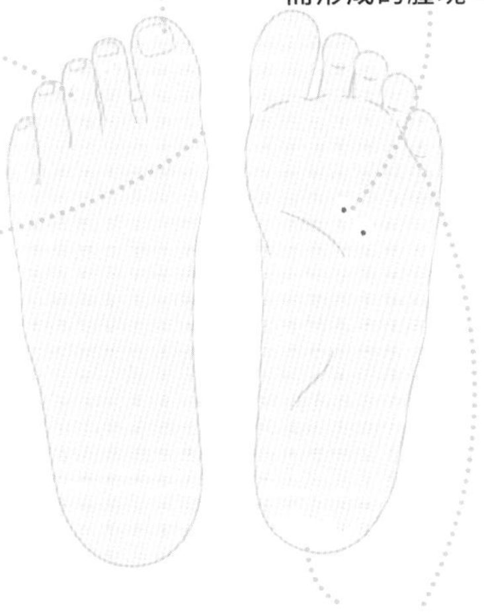

捲甲
腳趾頭兩端明顯向內捲曲的狀態。

雞眼
同一部位反覆受到壓迫或摩擦，使得皮膚內部變硬而形成的腫塊。

厚繭
同一部位反覆受到壓迫或摩擦，使得皮膚外部變硬而形成的腫塊。

拇趾外翻
腳拇趾底部關節向小趾方向彎曲，且底部骨頭突出的狀態。小趾向腳拇趾方向彎曲則為小趾內翻。

脛後動脈　**足背動脈**

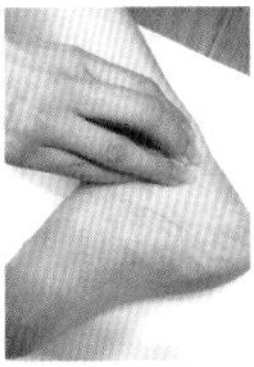

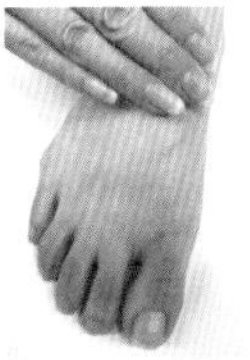

感受足部的血液流動
將手放在腳背或腳踝內側，找找看有無脈搏的律動。

足癬
主要由毛癬菌引起。趾縫紅腫脫皮（趾間型），或腳跟皮質增厚變粗糙（角質增生型，又稱厚皮型）。

自我觀察足部的皮膚、外形與顏色

足部檢查的五大重點

坐在地板或椅子上，將膝蓋以下部分拉向自己，觀察足部。建議養成習慣，每天觀察一次。以下介紹預防足部疾病的五大檢查重點。

① 確認腳底狀態

腳底皮膚容易出現厚繭或雞眼等的病灶。厚繭和雞眼是皮膚反覆受到壓迫或摩擦所引起，屬於一種角質增厚的情況。厚繭是角質向皮膚「外部」增厚突出的腫塊，雞眼則是角質向皮膚「內部」侵蝕而增厚。可怕的是，有時腳底長繭，本人卻毫無感覺——這種情況可能出現在糖尿病患者身上。如果因糖尿病長期維持在高血糖，可能會導致神經逐漸失去功能，變得不易感覺疼痛。此時如果足部長有厚繭，且持續遭受摩擦刺激，將可能在厚繭下方形成隱性潰瘍。

② 觀察皮膚表面及趾甲

觀察腳趾有無長繭或雞眼，順便確認趾縫間有無感染足癬。足癬主要由一種名為毛癬菌的黴菌所造成。隨著年齡增長，感染足癬的機率愈高，而且毛癬菌會破壞皮膚的屏障，成為細菌入侵人體的通道。此外，足癬不僅會感染皮膚，也會發生在腳趾甲上，此病症稱為「甲癬」（俗稱灰趾甲），好發在腳趾，嚴重時恐造成趾甲變形，趾甲愈變愈厚，引起足部疼痛。還有別忘了檢查趾甲兩端是否捲曲，出現捲甲的情況。

③ 感受足部的血液流動

以手輕壓腳背，感覺腳背動脈的跳動。同樣地，用手感覺腳踝內側後方，這裡是脛後動脈的跳動。若能明顯感受規律的脈動，這代表血液循環正常。同時檢查左右腳拇趾上有無毛髮。血液循環出現障礙時，便不易生長毛髮，或不易出汗，導致皮膚乾燥。

④ 確認足部整體的膚色

檢查足部血液循環是否變差，以及膚色的變化，並用手觸摸整個足部，感受此處的體溫。

⑤ 觀察足部整體外觀

檢查腳拇趾是否上翹？腳趾有無變形？

請仔細觀察自己的足部，以免錯過任何微小的警訊。

你的走路姿勢正確嗎？

透過鞋底磨損情況，檢視自己的走路姿勢

走路時的姿勢也很重要。**走路姿勢不良，走再多的路，也只會造成負擔。**

但話說回來，一個人很難檢視自己的走路姿勢。這時，建議各位不妨檢查鞋底，藉以查看自己走路有無不良習慣。女性請檢查運動鞋等平底鞋的鞋底，看高跟鞋鞋底不準。

觀察自己平時常穿的鞋底，腳跟外側的磨損如果左右平均，表示體重移轉順暢，基本上沒有太大問題。

然而，如果靴底磨損的情況**左右明顯不同，表示身體某處可能有問題**，因而在走路時造成過大的負荷。此外，如果**腳跟整體或內側出現磨損，這是走路姿勢不正確的證據**。檢查鞋底時，請參考左頁圖示。

你的走路姿勢沒問題嗎？
檢查鞋底的磨損情況

鞋底出現左右明顯不同的磨損時，表示身體可能有問題，因而對足部的特定部位造成過大負荷。請隨時自我檢視鞋底磨損的情況。

正常磨損

左右腳磨損情況平均，都只在腳跟外側有些許磨損。走路時，先是從腳跟外側著地，緊接著整個腳掌貼地，帶動小腿前傾，最後以拇趾球（拇趾根部）蹬離地面前進。這種磨損情況是走路方式正確的證據，有效運用腳踝及腳拇趾的關節，因此沒什麼大問題。

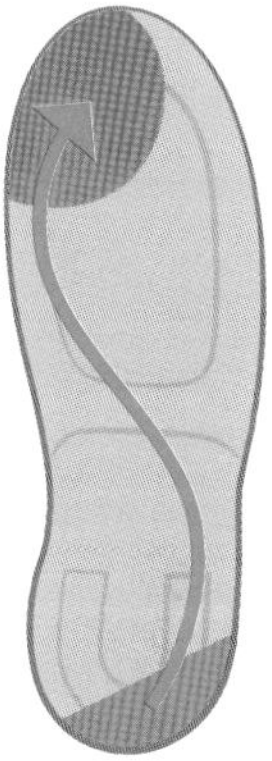

箭頭為體重重心的移轉

左右不對稱

這可能是由於姿勢不良，導致長短腳或重心偏重在某隻腳所造成。

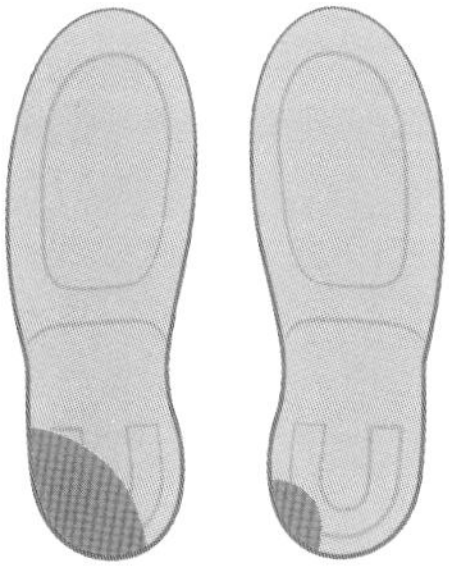

腳跟整體磨損

體重無法順利移轉到前方，重心落在後面，很可能拖著腳跟走路。

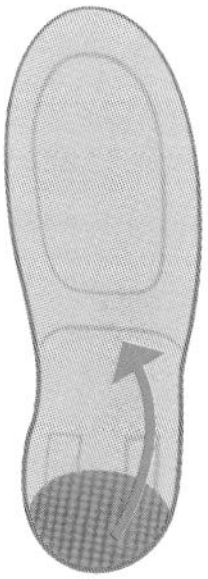

僅外側磨損

外側明顯磨損，可能是重心無法向內側移轉，未能充分吸收行走時的反作用力所造成。

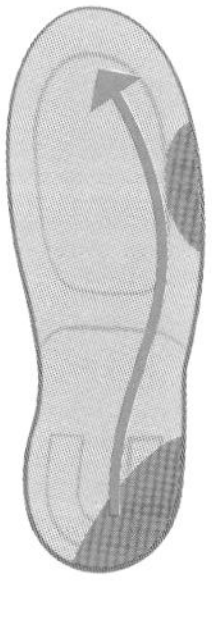

僅內側磨損

內側磨損，很可能是腳跟歪斜，形成「旋前足」，使足弓過度塌陷。旋前足會造成各種足部問題。

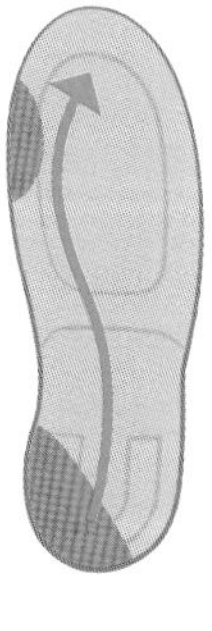

常見於拇趾的捲甲形成病因

不善用腳趾，容易引發捲甲問題

足部檢查中亦包含趾甲，接著就讓我們一起來認識趾甲的重要性。

其實**腳趾甲也背負著支撐體重的重責大任**。

當我們將重心放在腳趾，或用足部支撐身體重量時，腳趾會承受到巨大的負荷，而趾甲的作用就在於加強腳趾負重的功能。

當趾甲向內捲曲形成「捲甲」時，會引起腳趾強烈的疼痛。

話說回來，手指甲和腳趾甲天生帶有捲曲的特性，但只要確實使用腳拇趾踩地面，使體重正確地承壓在腳趾上，每次走路，趾肉都會被地面推展開來。這樣一來，趾甲也會由下而上被推開，維持順沿甲床的平緩弧度。但是，**當腳趾受力不均時，趾甲可能會不斷捲曲。**

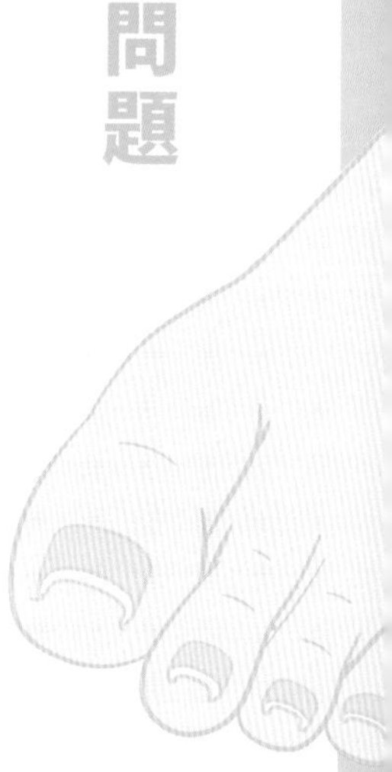

趾甲天生就會捲曲 確實使用腳趾 有助預防捲曲

趾甲天生就帶有捲曲的特性，但只要善用腳趾，使體重正確地壓在腳趾上，趾肉就會被地面反推，使趾甲維持正常的平緩弧度。若因運動不足等原因，使得腳趾不常被使用，趾甲就容易不斷捲曲。

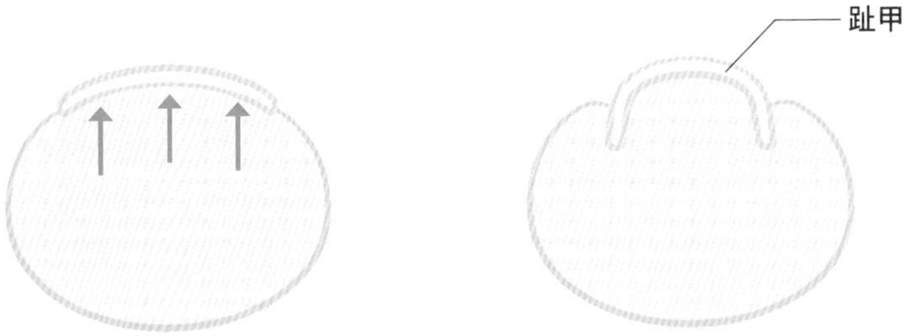

確實使用腳趾，可使趾甲保持平緩弧度

不善用腳趾，可能造成趾甲捲曲

菊池院長在對東京都世田谷區利用居家護理或日間服務的六百七十六人高齡者調查中發現，其中有三十二・一%的人有捲甲及嵌甲的症狀，包含二十二・四%的男性及三十八%的女性。「嵌甲」是趾甲向下彎曲陷入甲肉，引發強烈疼痛的情況。

人們如果隨著年齡增長，不再像以前那樣經常走路，腳趾被地面反推的次數就會減少，容易出現捲甲或嵌甲等問題。捲甲常見於腳拇趾，但還是有可能發生在其他腳趾上。有些高齡者減少走路後，甚至出現所有趾甲都捲曲的情況。日本患有捲甲或嵌甲等趾甲問題的潛在患者人數，據悉可能高達一千萬人。

學習如何正確修剪趾甲

配合腳趾前端修剪，預防捲甲問題

嵌甲與捲甲略有不同（左頁圖示），**即使趾甲捲曲或陷入甲肉，只要不覺疼痛，便無需治療**。在輕症無痛的情況下，患者可自行照護。

捲甲及嵌甲，預防非常重要。所以，首先要請各位注意的是，趾甲的修剪方法。每當體重加壓在腳趾上，趾肉都會被地面反推，往前側及左右方向凸起。如果每次走路，趾甲都會戳到凸起的趾肉，嚴重時可能會導致發炎。所以，切勿把腳趾甲修剪得太短，還有不要剪成圓弧形，**請修剪成方形**。保留趾甲的左右兩側，作為支撐體重的橋墩，只把前端部分修平。

人們為了避免趾甲戳到鞋子，往往會傾向把腳趾甲修剪得很短。然而從足部問題來看，將趾甲保留一定長度，維持在從上方觀察看不到趾肉的程度，反而更有助於避免問題的發生。此外，鞋子的選擇也非常重要，請參考本書第一〇九頁以後的內容。

你知道如何正確修剪趾甲嗎？

腳趾甲的修剪，理想上是從上方看不到趾肉凸出，只把前端部分修平。請勿用修剪手指甲的方式，沿著指尖弧度修剪成圓弧形狀。

配合腳趾長度修剪

腳趾甲的修剪，應以看不見趾肉為準。其道理類似滑雪板，當趾甲有一定長度時，即使體重加壓在腳趾上，趾甲也不會陷入戳到趾肉。

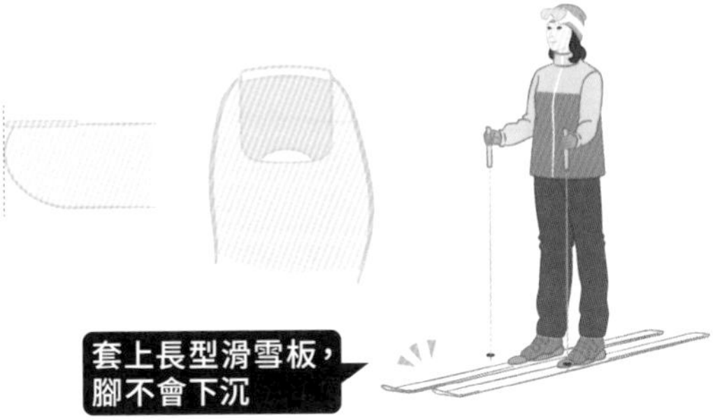

套上長型滑雪板，
腳不會下沉

趾甲太短，趾肉容易凸起

趾甲如果剪得太短，每當走路或運動，體重加壓在腳趾上，趾甲都會戳到凸起的趾肉，嚴重時可能會出現發炎症狀。所以請勿把腳趾甲修剪過短。

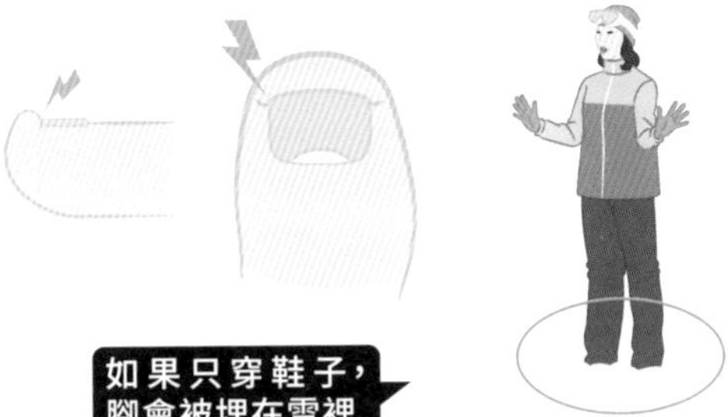

如果只穿鞋子，
腳會被埋在雪裡

常見的趾甲變形

嵌甲

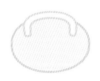

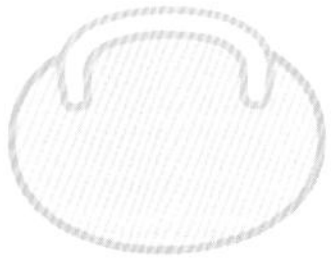

趾甲沒有捲曲，直接刺進趾肉

嵌甲指的是趾甲沒有捲曲而直接刺進皮膚、造成疼痛的狀態。如果患有拇趾外翻，有時拇趾會變形，趾甲刺進趾肉，形成腫脹而疼痛不已。

捲甲

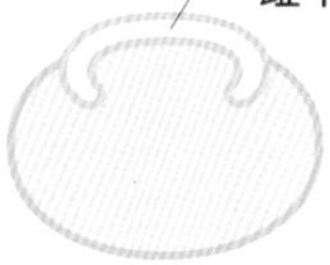

趾甲捲曲插入趾肉

捲甲是趾甲慢慢捲曲而刺進皮膚。但這頂多是趾甲形狀捲曲，只要不覺疼痛，便無需治療。

捲甲與嵌甲的預防對策：腳趾的善用與清潔

腳趾要「確實蹬出去」

除了正確修剪趾甲與選擇合腳的鞋子，腳部的日常照護也很重要。沒有好好利用腳趾，未讓腳趾承受足夠的負重，容易形成捲甲或嵌甲。所以為了避免這些情況，最重要的是正確的走路方式，確實用腳拇趾踩地，避免用踏步走的方式把重心擺在腳後跟。

足弓容易隨年齡增長而塌陷，若因足弓塌陷，導致扁平足（低足弓）或出現拇趾外翻等症狀，腳拇趾便無法在行走動作中正常施力蹬出。無法順利使用腳拇趾，便會增加第二趾的負擔，失去原有的均衡，進而引發一系列的足部問題。

在捲甲與嵌甲的預防對策中，除了檢視走路方式，也請務必養成活動腳趾的習慣。腳趾如果僵硬，就算想做出蹬出的動作，也可能心有餘而力不足。因此，**我們必須維持腳趾的活動力，才能隨時派上用場。**

想像用腳趾握拳的方式，用力彎曲腳趾，接著用手掌包住腳拳頭輕輕

下壓，讓腳趾進一步從底部彎曲。請經常進行左右腳依序反覆數次腳趾的握拳練習。

腳趾底部的彎曲練習，有助於鍛鍊足弓的肌肉。足弓若能維持良好外形，就能適度分散體重，走路時才不會對雙腳造成太大的負擔，還能使腳趾正確地承受重量，可說是預防捲甲和嵌甲的最佳運動。

另外，**為了避免趾甲出問題，保持趾甲與皮膚之間的清潔也很重要。**捲甲容易在趾甲下方堆積污垢或角質，而且趾甲兩端即使藏有污垢也不易察覺，請用軟毛牙刷或專用的指甲刷進行清潔。建議在充分沐浴、沖掉趾甲上的髒污後，用刷子刷出趾甲下方的污垢。

由於足部離心臟最遠，血液循環難免不順暢，而且長時間穿鞋經常摩擦，一旦出現疼痛或傷口，較不容易復原。就算只是捲甲或嵌甲導致的小小發炎，細菌也可能從該處侵入到體內，釀成嚴重問題，所以切勿忽視趾甲周圍的微小疼痛或異常。

預防捲甲的自我照護

請練習彎曲腳趾，培養行走時正確使用腳趾的習慣。若出現初期的捲甲情況，透過自我照護，也能防止進一步惡化。

Check! 你的腳趾可以彎曲嗎？

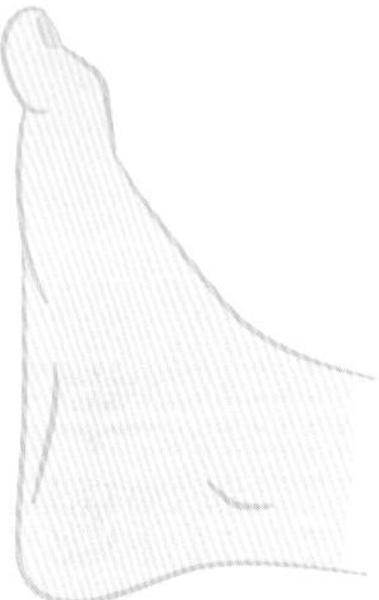

✕

腳趾無法彎曲握拳

如果只有趾尖的部分可以彎曲，這表示關節僵硬，腳底肌力減弱，容易造成各種足部問題。

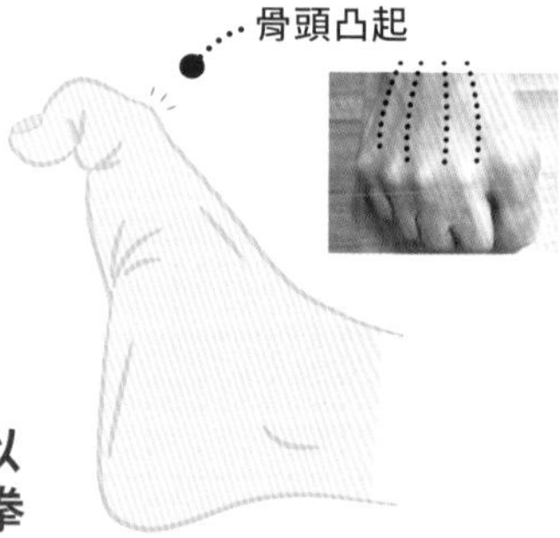

○

腳趾可以彎曲握拳

如果腳趾可以確實彎曲到底部骨頭凸起，目前就不需要太擔心。

利用腳趾運動打造穩健行走的雙腳！

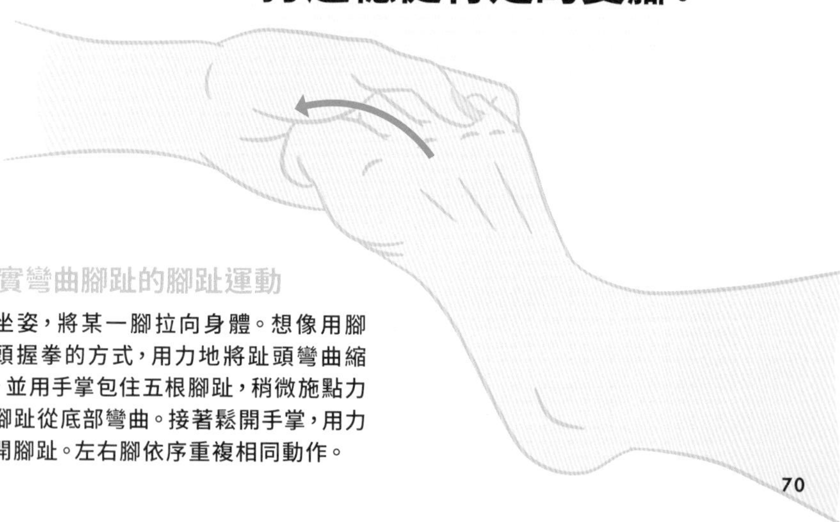

確實彎曲腳趾的腳趾運動

採坐姿，將某一腳拉向身體。想像用腳趾頭握拳的方式，用力地將趾頭彎曲縮緊，並用手掌包住五根腳趾，稍微施點力讓腳趾從底部彎曲。接著鬆開手掌，用力張開腳趾。左右腳依序重複相同動作。

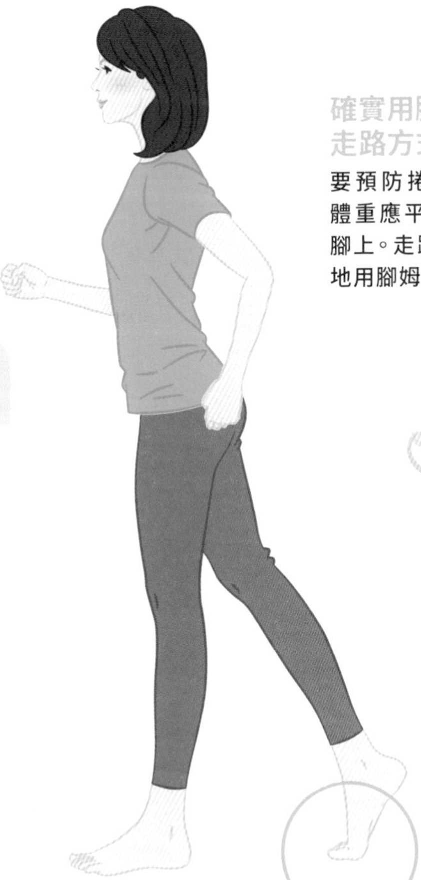

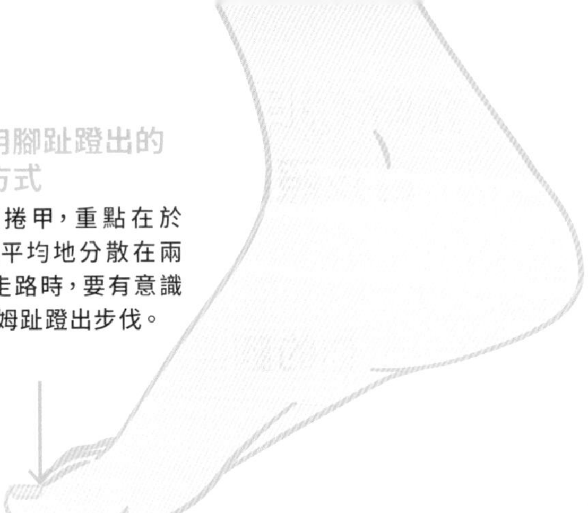

確實用腳趾蹬出的走路方式

要預防捲甲，重點在於體重應平均地分散在兩腳上。走路時，要有意識地用腳姆趾蹬出步伐。

牢牢記住！保持腳趾健康亦可善用這類商品

用膠帶改善捲甲問題

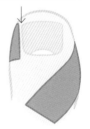

輕度的捲甲症狀，亦可使用膠帶來改善。把膠帶一端貼在趾甲捲入的甲肉部位，拉緊膠帶把甲肉推開，順著趾腹將膠帶纏繞貼緊。小心不要把膠帶貼在趾甲上。

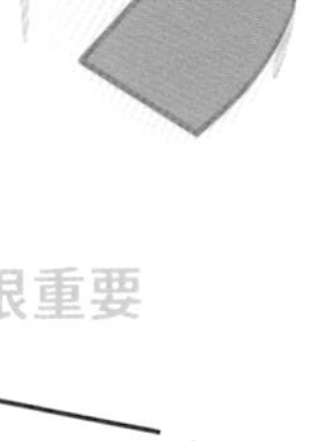

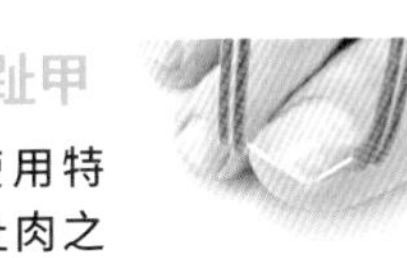

使用矯正線拉提趾甲

輕度的捲甲矯正，使用特殊細線套在趾甲和趾肉之間。利用矯正線，可自行拉提捲入的趾甲。

「捲甲矯正夾」COGIT

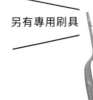

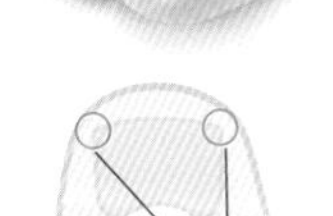

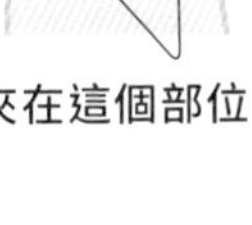

用牙刷清潔腳趾甲也很重要

可用牙刷清潔趾縫。市面上亦有販售清潔趾縫及趾甲的專用刷具。

「愛足刷」足育研究會

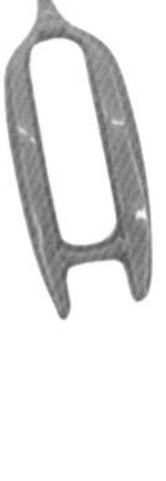

什麼是拇趾外翻？

拇趾偏向外側且底部凸出

有些人可能以為，拇趾外翻純粹是「拇趾往外側翻轉」（譯注：「外翻」指的是往小趾方向翻轉，「內翻」是往足弓方向翻轉）。就字面上來看，的確是「拇趾（腳拇趾）＋外翻（往外翻轉）」，但拇趾外翻並非只是外翻的問題。

拇趾外翻不僅拇趾往外側翻轉，根部還會反向地往內側突出（左頁圖示）。從骨骼的排列來看，明顯可以看出，不光是腳拇趾往外側歪斜，與腳拇趾連接的蹠骨也是異常展開。

在日本骨科學會《拇趾外翻診療指南》中，是根據X光片檢查來確認腳拇趾的第一趾節骨與第一蹠骨構成的角度（拇趾外翻角），並將角度大於20°以上的情況定義為拇趾外翻。

同時，根據角度大小，來判斷拇趾外翻的嚴重程度。

何謂拇趾外翻？

腳拇趾往外側翻轉且底部突出的狀態

拇趾外翻的特徵不僅是腳拇趾往外側翻轉，還包括趾骨底部突出。在日本骨科學會《拇趾外翻診療指南》中，是以腳拇趾的趾節骨與蹠骨為軸形成的「拇趾外翻角」大於 20° 以上，定義為拇趾外翻。

嚴重程度	拇趾外翻角度
輕度	20°～30°
中度	30°～40°
重度	40° 以上

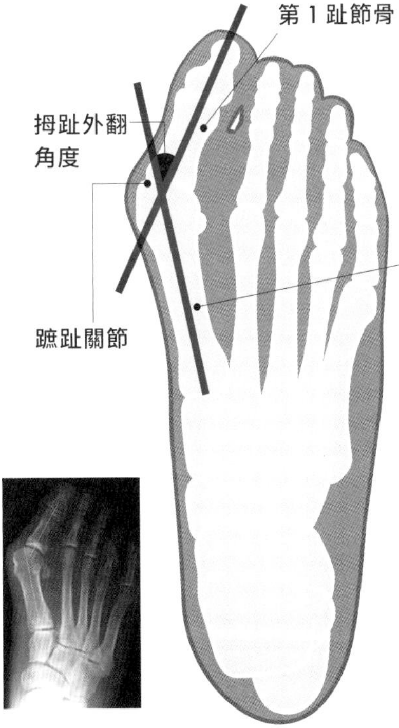

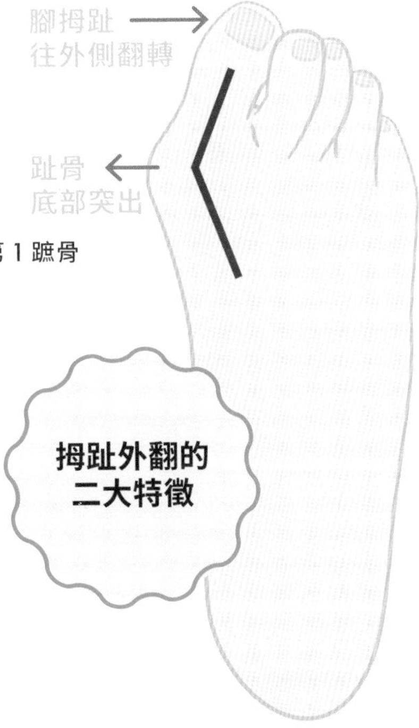

足弓坍塌是拇趾外翻的主要原因

縱弓及橫弓都有關係

有人說扁平足容易患有拇趾外翻，但絕不是只有扁平足才會罹患拇趾外翻。我們最多只能說，**「足弓塌陷」容易造成拇趾外翻。**

如果因年齡增長、體重增加、身體機能衰退等原因，使腳掌心的「內側縱弓」必須承受過大負擔，可能會變成「扁平足」。此外，當足部前側負重加大，造成連接五根腳趾底部的橫弓下塌，

容易伴隨拇趾外翻出現的10種症狀

如果患有拇趾外翻，不僅會因鞋子壓迫導致突出的部位疼痛，還可能因腳拇趾未能在行走時獲得適當的負重，引發捲甲或嵌甲等問題，甚至可能造成拇趾以外的腳趾變形。

1. 壓迫導致疼痛
2. 拇趾關節痛
3. 拇趾內側麻木
4. 第 2 趾與第 3 趾變形（腳食趾與中趾）
5. 蹠骨骨頭疼痛或長繭
6. 厚繭
7. 嵌甲
8. 腳趾重疊
9. 小趾內翻
10. 闊足

扁平足與闊足的差異

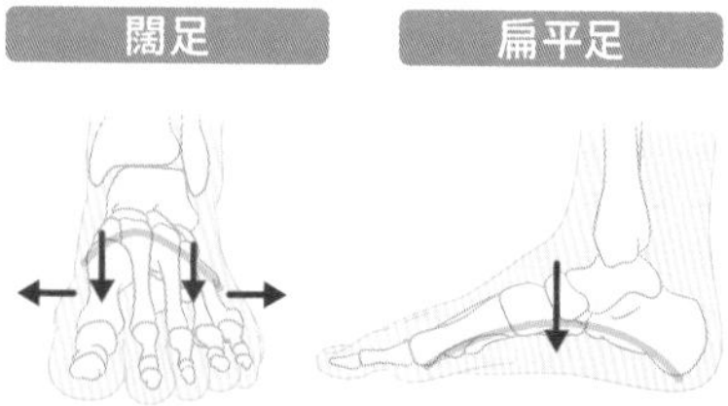

扁平足是內側縱弓塌陷，闊足是連接五根腳趾底部的橫弓塌陷，導致足部寬度變寬。

也會導致足部寬幅變寬，形成「闊足」。

無論是何種情況，每次跨步時的腳跟離地，都會使腳拇趾底部承受巨大壓力，使得位於拇趾底部的蹠趾關節向外側彎曲，以減輕腳跟離地時所帶來的外力。所以即使赤腳走路，也可能造成拇趾外翻。

另一方面，根據流行病學研究的結果顯示，**造成膝蓋疼痛的退化性關節炎與拇趾外翻存在明顯的相關性**。由此可知，拇趾外翻不僅僅是腳拇趾的問題。所以，拇趾外翻不但會引起突出部位疼痛，還會伴隨各種症狀（下圖）。

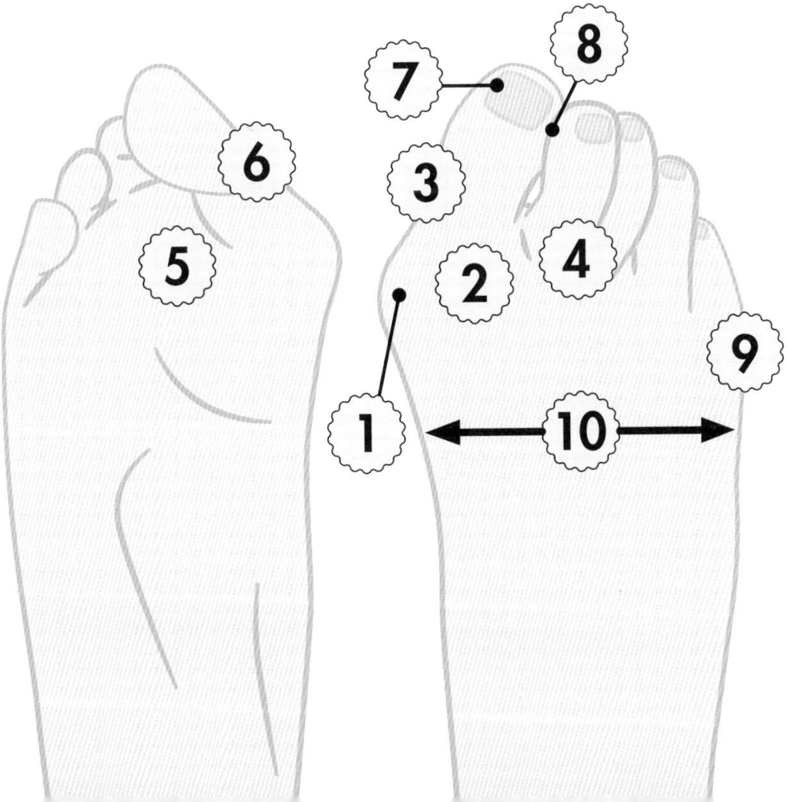

拇趾外翻會使走路變慢

腳拇趾無法發揮作用，走路不穩

拇趾外翻有一點較鮮為人知的問題是，會連帶影響腳拇趾的功能。具體來說，腳拇趾在行走時，無法充分做出蹬離地面的動作。這部分涉及足病診療學中的生物力學原理，也就是我們在行走時，腳拇趾底部的蹠趾關節必須確實彎曲，腳板才能穩固地蹬離地面。然而，當拇趾外翻造成拇趾無法適當施力，足部蹬出的重心就不在腳拇趾上，而是移轉到第二趾及第三趾，也就是食趾和中趾。這樣一來，第二趾及第三趾必須承受更大的負重，長繭的位置也不再是拇趾，而是容易出現在第二趾及第三趾的下方。

換言之，**拇趾外翻愈嚴重，腳拇趾在「行走」中的重要地位也會隨之下降**。亦有資料顯示，拇趾外翻會降低行走時的平衡感，減緩走路速度。所以，如果查覺到拇指外翻的情況，切勿置之不理，應正視問題所在，觀察病症並採取相應的應對措施，這一點非常重要。

拇趾外翻時

腳拇趾無法確實蹬出 將增加其他腳趾的負擔

拇趾外翻愈嚴重，行走時，腳拇趾就愈無法施力蹬出，而且重心會移轉到第二趾和第三趾（腳食趾及中趾），增加這兩趾的負擔。

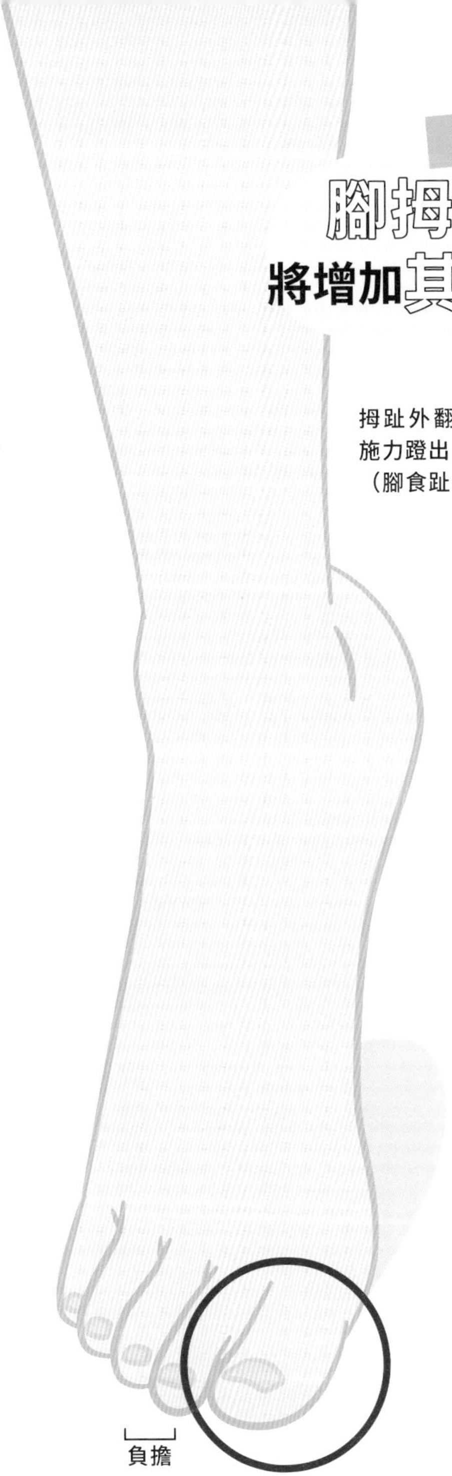

然而，單就腳拇趾變形的症狀來看，並不一定要開刀或治療。不過，如果工作上的指定鞋款會讓你外翻的拇趾疼痛，或拇趾外翻已在生活上造成種種不便時，建議你儘速就醫，尋求醫療協助，以改善現況。治療的選擇因人而異，主要看個人覺得拇趾外翻哪一點最讓人困擾，因此沒有所謂的通用治療方法。

症狀輕微，還有防止變形加劇的機會

矯正拇趾外翻，重點在不讓腳趾就此定型

如果變形輕微且無痛，**經常伸展腳趾，可預防拇趾外翻的進展**。**首先，請仔細地用手指把腳趾撐開**。如果在工作中長時間穿鞋，腳趾自然會保持合攏的狀態，所以建議將腳趾一個個拉開伸展。

接著，請加強鍛鍊外展足拇肌的運動。外展足拇肌是使腳拇趾外展的肌肉。腳拇趾如果一直往小趾方向合攏，可能會變得愈來愈僵硬，到最後即使想撐開腳拇趾，也可能心有餘而力不足。為了預防這種情況發生，**請用足部的力量，用力地把腳趾撐開，反覆練習**，藉以鍛鍊外展足拇肌。

腳趾猜拳運動（45頁）或抓毛巾運動也非常重要，可刺激並舒緩足部的內在肌群。足部的內在肌群是參與五根腳趾活動的主要肌肉。這些肌肉如果變僵硬，腳趾也會逐漸失去活動力。請把這些腳趾運動當作是「預防措施」的肌肉訓練。**最後，強烈建議各位務必進行本書開頭所介紹的阿基里斯腱伸展操**（22頁）。

預防拇趾外翻進展的 腳趾伸展操

為了避免拇趾外翻情況惡化，請養成經常活動腳趾的習慣，以防腳拇趾彎曲而變得僵硬。不妨在沐浴時或洗完澡後進行。

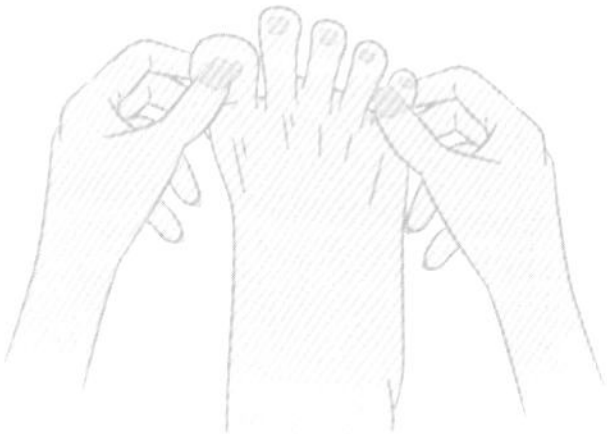

用手拉伸

請先用手輔助，盡可能地把腳趾頭向外拉伸，讓所有趾縫都獲得充分的伸展。

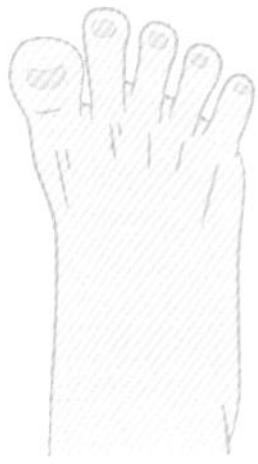

用足部力量撐開五趾

接著試試看能否不用手輔助，用腳趾本身的力量，同樣地把每根趾頭用力撐開。

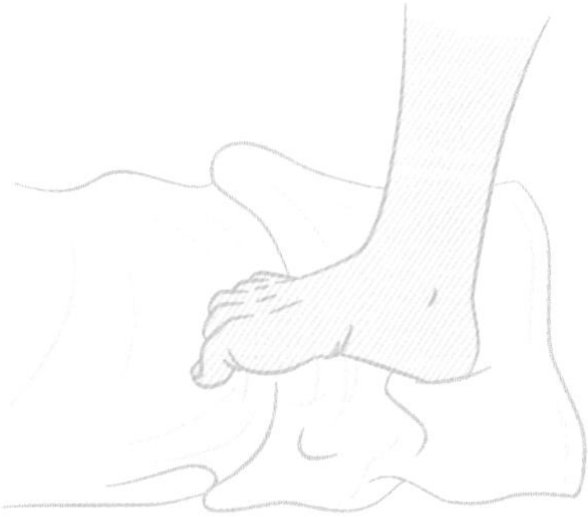

趾頭抓毛巾運動

在椅子前方鋪一塊毛巾，淺坐在椅子上，用五根腳趾把毛巾拉向自己。抓毛巾時，應注意是彎曲腳趾底部（蹠趾關節）而不是用趾尖。然後鬆開毛巾，並反覆進行相同動作，建議連續 5～10 次。抓毛巾時，注意腳跟不要離地。單腳練習完畢後，換腳反覆相同動作。

日本人愛打赤腳，容易造成家庭感染

腳趾縫如果密合，更應小心足癬

足癬是一種由毛癬菌的真菌（黴菌）引起引起的感染症（編註：部分國家稱之為「香港腳」）。毛癬菌喜歡溫暖潮濕的環境，以角質蛋白質為食，進行繁殖，所以足癬好發於腳趾縫間與趾甲。

此外，日本人**在家經常打赤腳，所以只要同住家人有一人不接受治療，毛癬菌就會持續在地板上擴散傳播，即使其他人設法治療足癬，也難以根治**。如果用火來比喻足癬，就像有人嘗試塗藥滅火，患有足癬的人卻在一旁不斷縱火一樣。

此外，日本自古以來就有公共澡堂等不特定多人打赤腳來回走動的場所，這一點也被認為是日本人容易感染足癬的主要原因之一。

順帶一提，足癬的英文是「athlete's foot」，因為足癬在運動選手身上十分常見。選手運動大量流汗後，鞋裡簡直就像蒸籠狀態。他們使用的淋浴間或更衣室等設施也是溫暖又潮濕，可說是具備了所有毛癬菌繁殖的條件。

足癬大致上可分為兩種，一種是症狀出現在腳趾縫間或腳跟的「足癬」，另一種是出現在趾甲上的「甲癬」。

根據日本皮膚科學會資料，日本每到五月，足癬病患就會開始增加，據說**每五人便有一人患有足癬**。據估計，沒有季節性波動的**甲癬患者人數約維持在一千萬人上下**。儘管感染率這麼高，但只要不覺得搔癢，許多人大多會置之不理。然而，研究發現，**隨著年齡增長，感染足癬和甲癬的機率大增**，所以足癬和甲癬在老人照護保健中心等高齡者設施相當普遍。如果沒有併發症等問題，足癬並不會危及生命，但問題在於糖尿病。糖尿病患者容易感染足癬，而且足癬時常會導致病情意外加重。如果你本身沒有糖尿病，或許不用太過在意，但如前文所提，家人患有足癬時，很容易造成家庭感染。如果家人患有糖尿病，請務必正視預防足癬的防護措施。

如果特別從腳的外形來看，**數據顯示，腳趾間縫隙愈狹窄且「密合」的人，愈容易感染足癬**。這可能是因為趾縫間不透氣，容易悶熱所造成。覺得自己腳型符合的人，請提高警覺，小心預防。

關於足癬
不可不知的兩個事實

罹患甲癬比例會隨年齡而增加，糖尿病患者尤需注意

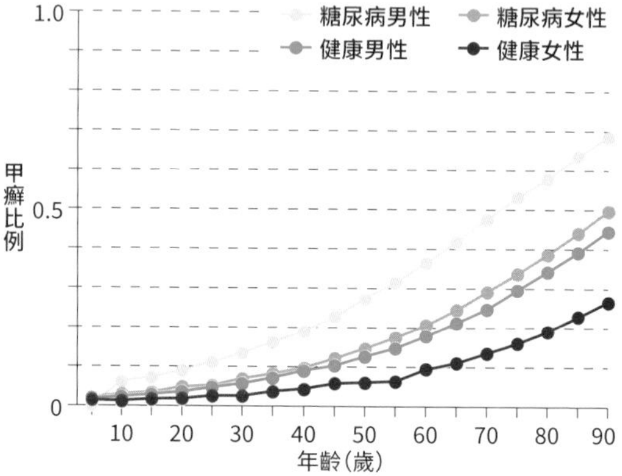

（資料：Br J Dermatol.;139, 665-671, 1998）

將歐美糖尿病患者（第 1 型糖尿病占 34%）平均年齡 56.1 歲且男性 283 人、女性 267 人的數據，和其他研究的健康者 2001 人的數據比較後發現，患有甲癬的比例隨著年齡增長而增加（如圖顯示）。將健康者感染甲癬風險設為 1 時，糖尿病患者為 2.77，且男性感染甲癬機率為女性的 2.99 倍。

感染足癬與腳趾間距的相關性

為了調查潛在足癬的實際情況，本研究針對 200 名病患進行了顯微鏡檢驗，以檢查是否存在毛癬菌。所有病患皆是因足癬以外的原因前往大學醫院皮膚科就診。根據腳趾外形，將病患分成三組：分開、略為分開、密合。結果得出，陽性組腳趾密合比例最高。

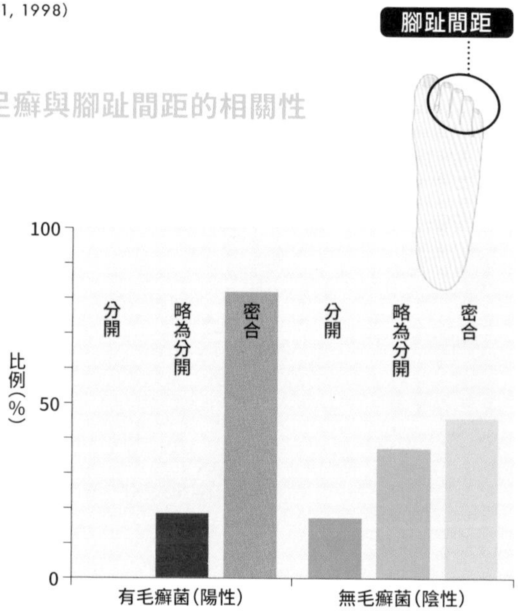

（根據 Jpn J Med Mycol.; 44, 253-260, 2003 製作）

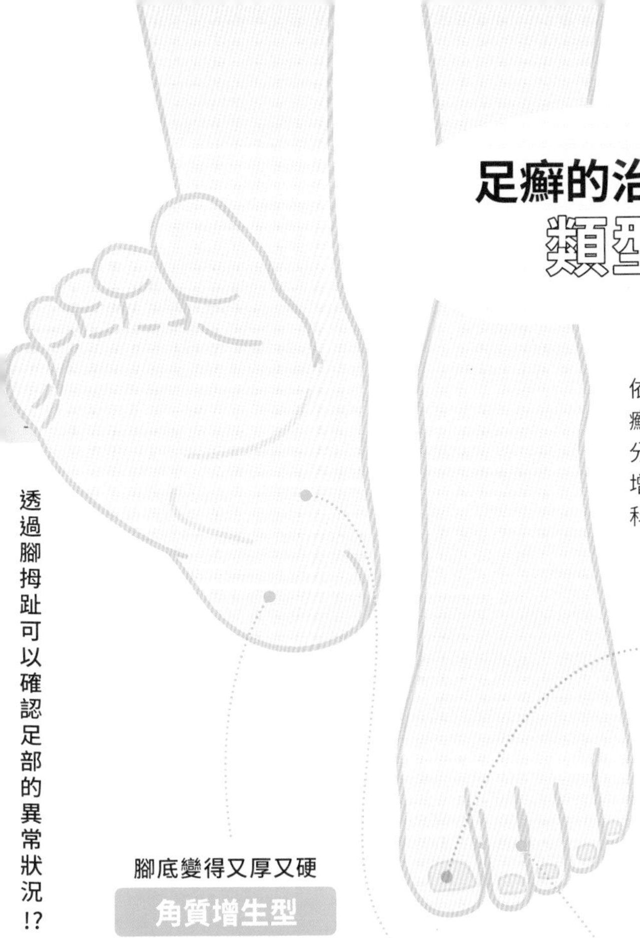

足癬的治療方法依類型而異

依發生位置大致可分為足癬與甲癬兩種。足癬又可細分為趾間型、水泡型、角質增生型。請務必前往皮膚科請醫師診斷。

趾甲變形、顏色變灰白

甲癬

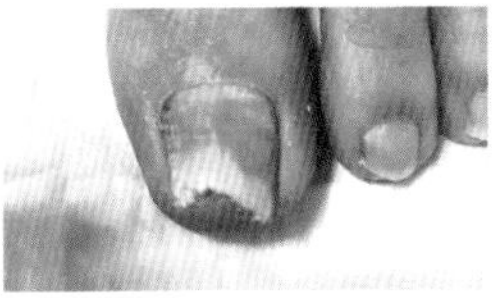

趾甲變厚或變形，顏色灰白。每次走路，趾甲與鞋子摩擦，都會引起疼痛。主要以口服藥治療，但根據不同症狀，也會使用外用藥膏。

腳底變得又厚又硬

角質增生型

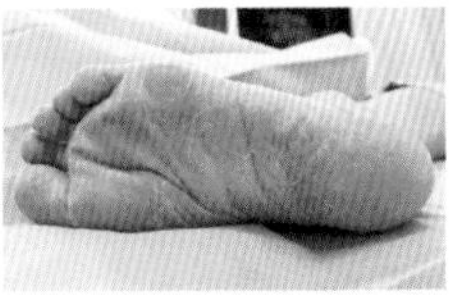

腳跟或腳底乾燥粗糙，皮膚又厚又硬，也會出現脫皮症狀。相形之下，是相對少見的類型。不太會有搔癢感。需搭配口服藥治療。

四處布滿水泡

水泡型

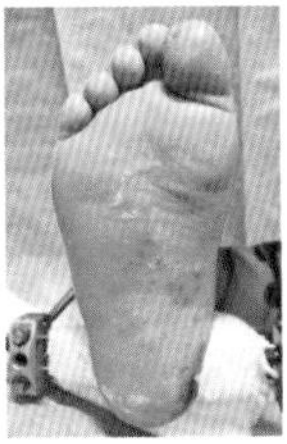

在腳掌心四周或腳刀邊緣等處長滿小水泡或疱疹，水泡破裂會導致皮膚脫皮。水泡中通常包含許多毛癬菌。伴隨搔癢感。使用外用藥膏治療。

趾間紅疹糜爛

趾間型

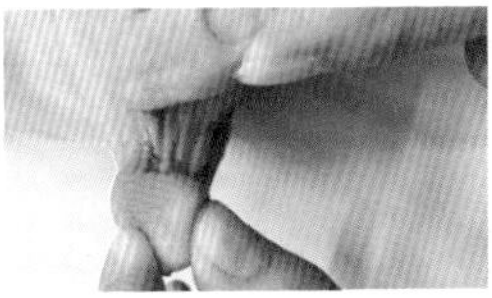

最常見的典型症狀。趾間皮膚變得乾燥粗糙，可能會起紅疹、滲出液體，皮膚脫屑，伴隨搔癢感。使用外用藥膏治療。

甲癬最難纏

仔細觀察腳拇趾

請勿自行判斷是否感染足癬。

因為許多症狀乍看像是足癬，但其實是其他的皮膚病，就連治療足癬的皮膚科專科醫師，也必須透過顯微鏡檢查是否存在毛癬菌，才得以確診。由此可知，皮膚科存在許多容易混淆的病例。

最近足癬的處方藥已轉換成成藥（switch OTC），只要正確使用，療效上沒有問題。然而，如果足癬不是病因，用藥也無法改善症狀。而且，如果在就診前使用成藥，在日後的檢查中很可能找不出黴菌。站在醫師的角度，我

從外側（趾頭側）感染

DLSO（遠端側緣甲下型甲癬），黴菌從趾甲前端或側端入侵趾甲下方，形成灰白趾甲。水藍色數字表示每根腳趾的發生率，也可能同時出現在多個腳趾上。甲癬以此類型居多。腳拇趾的發生率最高。口服藥物最有效。

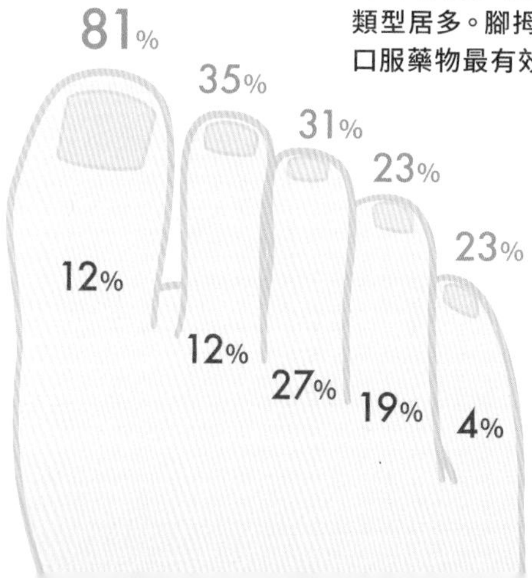

甲癬中最常見的類型是DLSO（遠端側緣甲下型甲癬），毛癬菌從趾甲前端繁殖，一路深入到底部。出現在腳拇趾的機率非常高。毛癬菌從趾甲表面的傷口感染的SWO(白色表淺型甲癬)較為罕見。

（資料：Br J Dermatol.; 139, 665-671, 1998）

們將無從判斷，這究竟是因為成藥奏效，殺死了皮膚表面的毛癬菌，還是因為病患原本就沒有感染足癬。如果一開始在診斷上就出現不確定性，也會影響後續的治療。因此在此勸戒各位，自我診斷的行為應該戒之慎之。足癬中，**最麻煩的是發生在趾甲上的「甲癬」**。

即使一度治癒，復發率也非常高。甲癬大多是「先有足癬，才有甲癬」，也就是一般會先在趾間或腳跟等處出現足癬症狀，然後才進展成甲癬。

甲癬也有種類之分。最常見的是DLSO，毛癬菌從趾甲前端進入內側的「遠端側緣甲下型甲癬」；還有SWO，黴菌從趾甲表面的傷口入侵的「白色表淺型甲癬」。

甲癬大致可分為兩種
從趾甲的外側或表面傷口感染
記得仔細觀察腳拇趾！

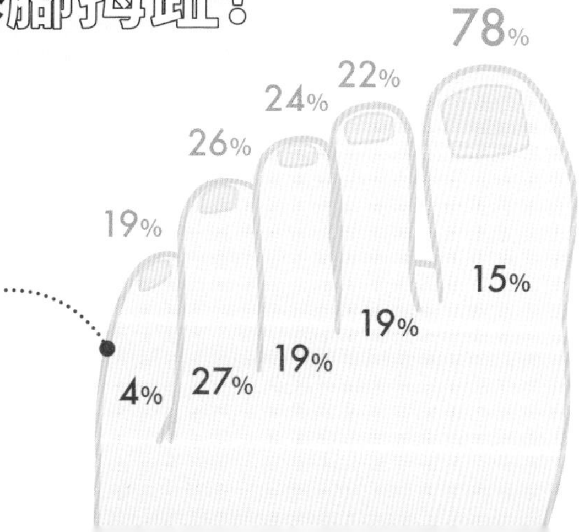

從趾甲近端開始感染

黴菌從趾甲表面的傷口進入、感染，只有該部位變白失去光澤，為SWO（白色表淺型甲癬）。粉紅色數字表示每根腳趾發生SWO的機率，多集中在第三趾和第四趾。外用藥膏比口服藥物更有效。

如果在健身房等公共場合打赤腳

二十四小時內洗淨，可預防足癬

從足癬轉變成甲癬……。若考慮這一連串病症的轉化過程，相信大家都能明白，**最重要的關鍵在於防止毛癬菌進入皮膚的角質層**。毛癬菌進入皮膚內部，形成感染，至少需要二十四小時。所以在溫泉、游泳池、健身房等高感染風險場所赤腳走路後，**請務必在二十四小時以內把腳清洗乾淨**。如果在健身房或溫泉洗完澡回家後不再另行洗腳，到下一次洗腳，有時這之間可能會超過二十四小時。

洗腳時，請確實使用肥皂或沐浴乳搓出泡沫，撥開趾縫仔細清洗。請勿在潮濕的狀態下，用磨腳石用力磨腳後跟。角層一旦受損，毛癬菌入侵感染的風險會驟然增加。

洗完腳後，請徹底擦乾水分，然後最好套上襪子保護足部。襪子不僅可防止來自他人的感染，當自己患有毛癬菌時，也能有效避免傳染給家人。有的皮膚科醫師推薦五指襪，但**從足病診療學，顧及足部整體健康**

把腳洗乾淨 避免腳長菌

毛癬菌喜歡溫暖潮濕的環境。如果前往溫泉或游泳池等有不特定多人來回赤腳走路的場所，建議養成回家後洗腳的習慣。

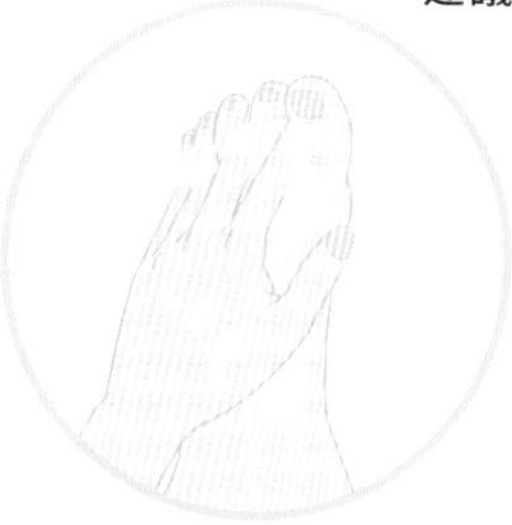

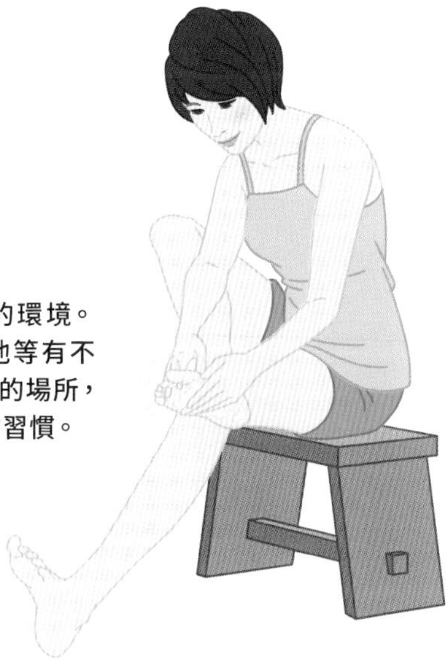

仔細清洗趾縫

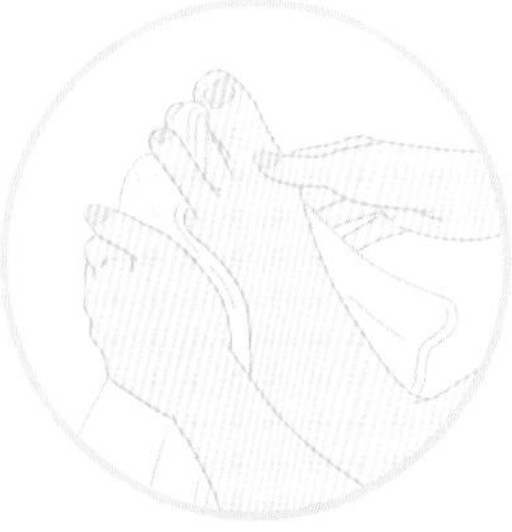

擦乾

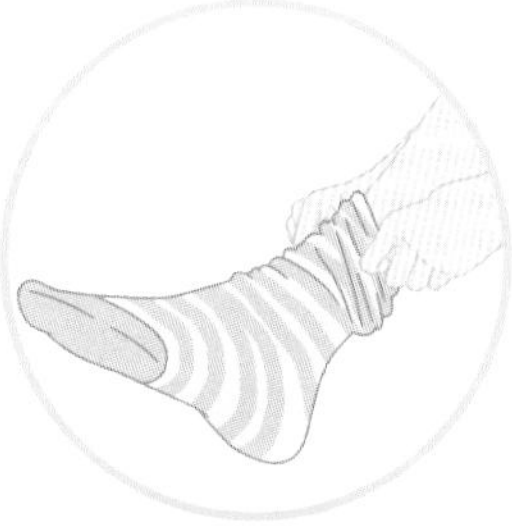

穿襪子也很重要

的角度來看，比如糖尿病患者這類氣血虛弱的人，一般襪子反而更為合適。因為五趾襪可能會影響血液循環。

如果會流腳汗，請經常更換襪子。此外，建議準備兩雙鞋交替使用，避免每天穿同一雙鞋，以確保鞋子乾燥。

觀察患部位置
厚繭和雞眼也會反映走路習慣

腳底的角質變得又硬又厚，形成厚繭、雞眼還會產生疼痛感。從「鞋底的磨損」可以了解走路姿勢，從厚繭的位置則可以推測足部的變形和走路方式。

如果時常吊單槓，雙手容易長繭。同樣的道理，當同一個部位長期受到壓迫或摩擦，都可能長繭。俗話說「耳朵長繭」，**之所以長繭，是由於「持續受相同刺激」所造成**。然而，雞眼的成因不太一樣。厚繭是角質向外側突出的腫塊，雞眼則是角質向內側侵蝕，而且會在中心形成突起的硬顆粒。這個差異是來自受壓方式的不同。**厚繭是由於反覆摩擦（剪切力），使得皮膚表層外側不斷增厚，然而當受力集中在某一點，且不斷向內侵蝕時，則會形成雞眼。**

足病診療學把足部視為一個臟器，不僅會關注「行走」的動作，同時也會注意厚繭與雞眼的問題。

形成厚繭或雞眼的部位，除了反覆受鞋子摩擦以外，還得承受相當於兩倍體重的重量負荷，而且受力次數等同行走步數。足部之所以會形成厚繭和雞眼，可說是為了對抗過度的壓力，透過增厚的角質，來保護深層皮膚。所以除非製作鞋墊、改善鞋子問題，或矯正用腳習慣，否則很難解決根本問題。

關於厚繭或雞眼的自我照護，可在患處塗抹含有尿素或水楊酸的軟膏或乳霜，軟化角質。雖然也可以用去角質的方式磨除，但自行處理，很容易造成出血，須小心謹慎。

此外，**厚繭、雞眼與病毒疣極為相似，不太容易分辨**。有別於厚繭和雞眼是由於反覆受壓所形成，病毒疣是感染「HPV」病毒（人類乳突病毒）所造成。在更衣室或游泳池等赤腳走動的場所，都有可能感染病毒疣。如果家人感染了HPV病毒，也可能造成家庭傳染。病毒疣通常不會引起疼痛，但偶爾會出現疼痛或搔癢的案例。

經常有人把病毒疣誤以為是厚繭或雞眼，自行磨皮去角質而流血。腳底的病毒疣很難根治，如果侵蝕到內側，行走時可能帶來劇烈疼痛，所以早期治療非常重要。皮膚科醫師會使用特殊放大鏡——「皮膚鏡」進行辨識與診斷。

形成厚繭的
位置及原因

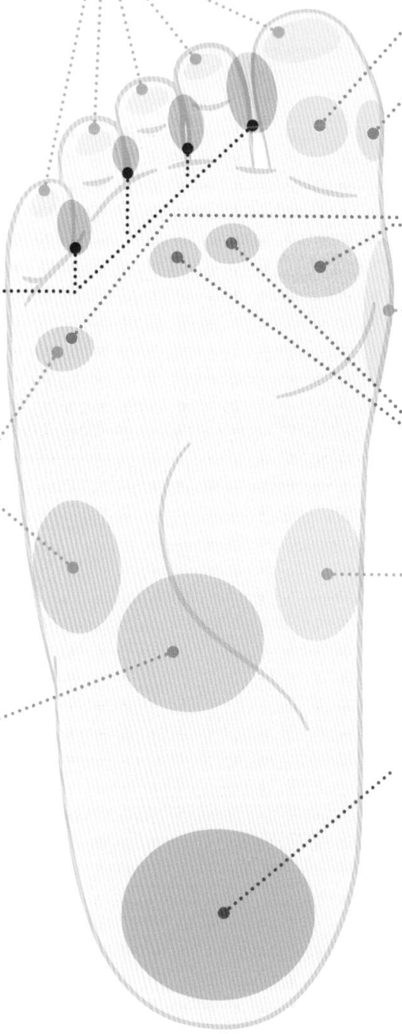
腳趾變形
長腳趾
拇趾僵硬
（腳姆趾無法彎曲）
拇趾外翻
高足弓
腳趾變形
鞋子太緊
明顯旋前
（足弓向內
側坍塌）
扁平足
外側負重
內翻足
（腳掌整體
內翻的狀態）
拇趾外翻
第 2、3 趾
變形或脫臼
扁平足
病理性的足
部變形
高足弓
阿基里斯腱功能不全
跟骨腳（腳趾離地）
下肢肌力下降
高足弓與扁平足情況
相反，是足弓偏高，腳
背向上突起。

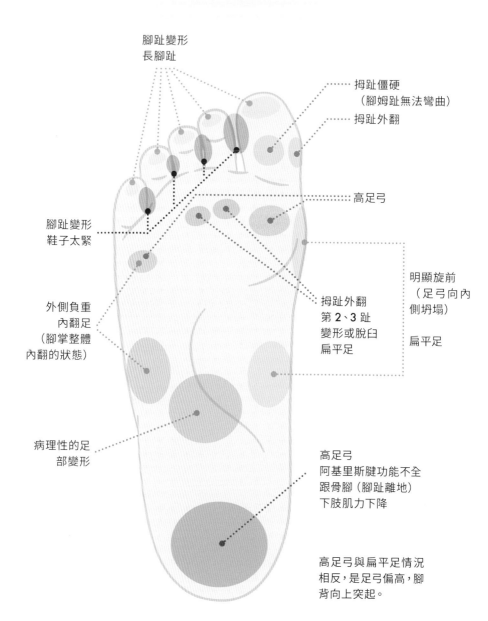

疣

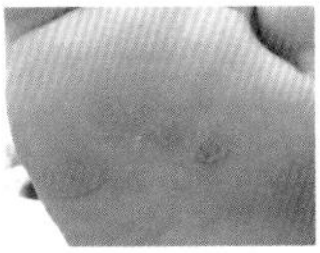

成因為病毒 不可磨皮去除

病毒疣與厚繭、雞眼，這三者不易分辨。疣是由HPV病毒（人類乳突病毒）感染所造成，磨皮可能造成出血。病毒疣不易根治，所以早期診斷、治療很重要。

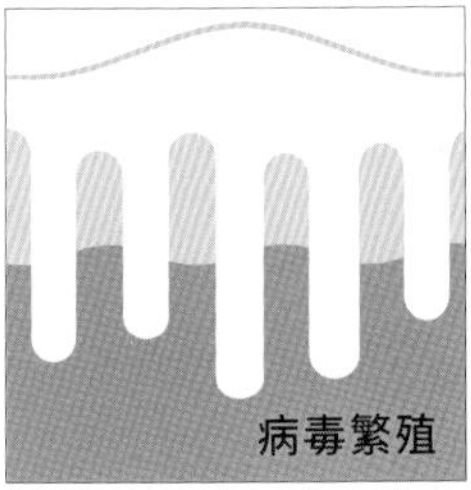

雞眼

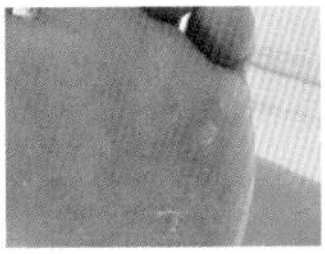

受力集中在一點 向下形成核心，有疼痛感

反覆施壓在某一點上，使得角質向皮膚內側不斷硬化，形成三角錐狀的核心。走路時經常伴隨疼痛。醫學上亦稱「釘胼」。

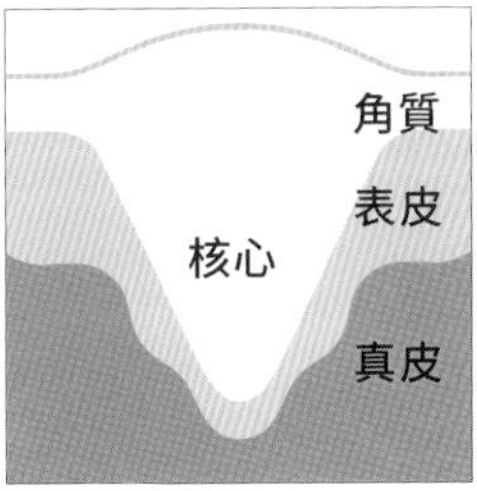

厚繭

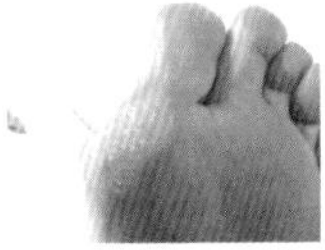

反覆摩擦所造成 向上突起

由於用腳習慣「不佳」，使得足部「局部區域」反覆承受「摩擦動作」帶來的壓力，造成角質向外側增厚，形成硬皮。醫學上亦稱「胼胝」。

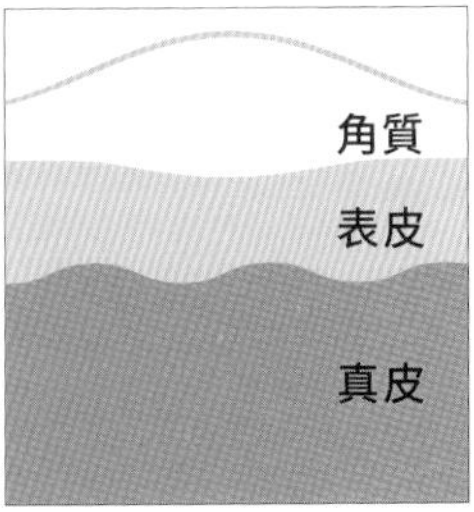

可善加利用 這類商品

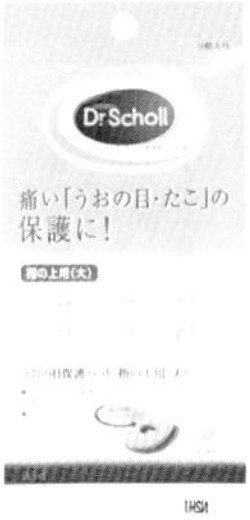

雞眼貼布

市售的防護貼，貼在厚繭或雞眼上，可保護患處，減輕行走時的疼痛。

「爽健雞眼保護貼腳趾上方專用（大）」美國爽健

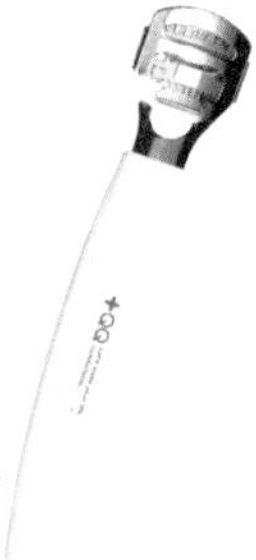

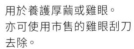

雞眼刮刀

用於養護厚繭或雞眼。亦可使用市售的雞眼刮刀去除。

「不鏽鋼雞眼刮刀」GREENBELL

「雞眼刮刀」可刮去厚繭及雞眼但操作要小心，以免出血，需視情況，酌量使用。患有糖尿病或血液循環障礙的人感覺較為遲鈍，容易過度刮除，建議避免使用。

Column

貼片型雞眼用軟膏，應謹慎使用

使用市售的雞眼用貼片型外用藥膏時，應特別留意。如果把病毒疣誤判為雞眼，而使用雞眼貼片，可能使病毒入侵角質層，造成惡化。此外，雞眼周圍的角質可能因外用藥膏而軟化，難以分辨患處與正常肌膚的邊界，使刮除變得更困難。

乾燥對策：加強保濕

密封保濕，找回水嫩的腳跟

角質乾燥，細胞更新週期紊亂，會使皮膚變得乾燥粗糙。最有效的對策就是徹底保濕。可使用具有保濕效果的凡士林，含尿素或水楊酸等軟化角質成分的乳霜，或可舒緩炎症保護皮膚的氧化鋅軟膏。市售商品便有足夠的保濕效果，只要留意經常補充塗抹即可。

保濕劑有許多種類，軟膏或凡士林這類黏稠度高的保濕劑，保濕效果較強，**透過增加塗抹次數，也能提高保濕力。**

如果使用保濕劑後仍不見改善，不妨嘗試「密封濕敷」，保濕效果更佳。這是醫療現場也經常使用的方法，稱為「密封療法＝ODT：Occlusive Dressing Therapy」。密封濕敷的方法相當簡單。塗抹外用藥膏後，用保鮮膜覆蓋患處，既可防止水分從皮膚蒸發，還能增強藥物成分的滲透與吸收。不妨自行使用市售乳霜等商品實測效果。

但切記，**請勿在包覆保鮮膜的密封狀態下過夜**，這會造成角質過度軟

腳底乾燥粗糙

不妨先試試密封濕敷！若不見改善，儘快就診

皮膚乾燥粗糙，主要是角質更新週期紊亂所造成。建議利用「密封濕敷」，使用乳霜，軟化角質。如果連續使用數日都不見效，可能是足癬引起，建議前往皮膚科看診。

密封濕敷的方法

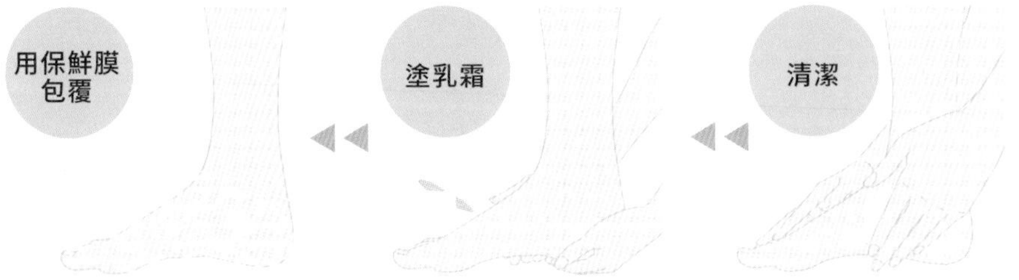

用保鮮膜包覆，可鎖住水分，使乳霜成分更容易滲透至角質內側。先嘗試濕敷三十分鐘左右。

塗抹含有「尿素」或「水楊酸」等可軟化角質成分的乳霜。仔細塗抹，使皮膚徹底吸收。

足部容易悶熱，是細菌的大溫床。濕敷前，趾縫間也一定要徹底清潔，並擦乾水分。

化，降低皮膚屏蔽的功能，使皮膚變得更乾燥。總之先嘗試包覆三十分鐘，結束後確認改善情況。

亦可使用去角質用具，輕柔磨去軟化的老廢角質。磨腳石的磨砂較粗，容易過度磨除角質，形成傷口流血，應儘量避免使用。此外，角質乾燥粗糙有時是「角質增生型」足癬所引起，如果保濕後不見改善，請儘早前往皮膚科就醫。

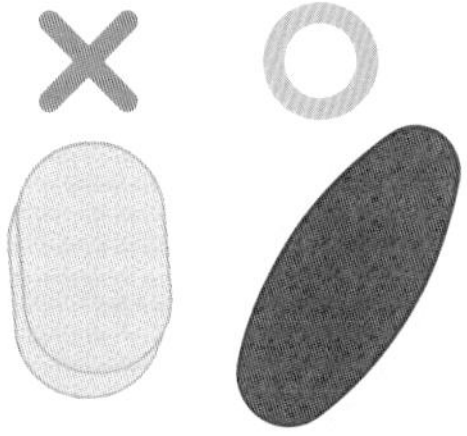

平日保養，建議使用去角質銼刀，少用磨腳石

磨腳石的磨砂地較粗，容易過度磨除角質，因此建議使用磨砂細緻的銼刀去角質。使用時，請用輕搓腳跟表皮的方式，維持單向磨動（切勿來回磨動）。

留意腳底出現的警訊

腳底常見疾病

黑色素瘤

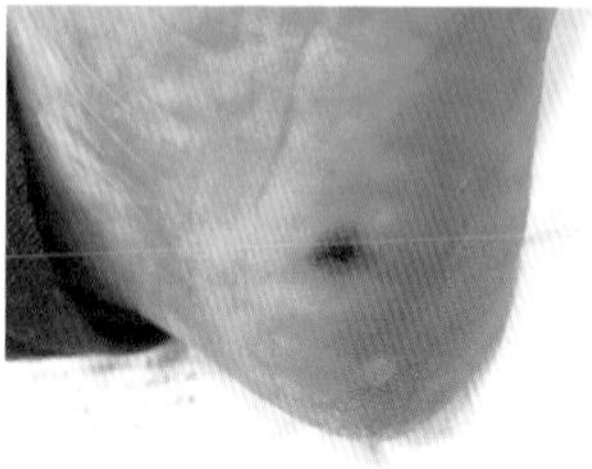

黑色素瘤（惡性黑色素瘤），是惡性皮膚癌中最惡毒的一種，可發生於身體各處，且常見於腳底。通常形狀不對稱，界線不明顯，顏色不均勻。早期發現非常重要。如果發現任何可疑斑點，建議儘早前往皮膚科就診，不需要執著在是否符合7mm 以上的大小。

雖然黑色素瘤在日本並不常見，但一旦發病，發展非常迅速。建議平日養成習慣，觀察腳上的痣或有無其他斑點。

究竟是乾燥還是足癬？

光憑外表無法分辨

究竟是皮膚乾燥還是「角質增生型足癬」？就連皮膚科醫師也必須透過顯微鏡觀察，才能加以診斷。角質增生型足癬的特色在於，腳跟或腳底皮膚容易增厚硬化，而且不太會有搔癢感。

皮膚乾燥

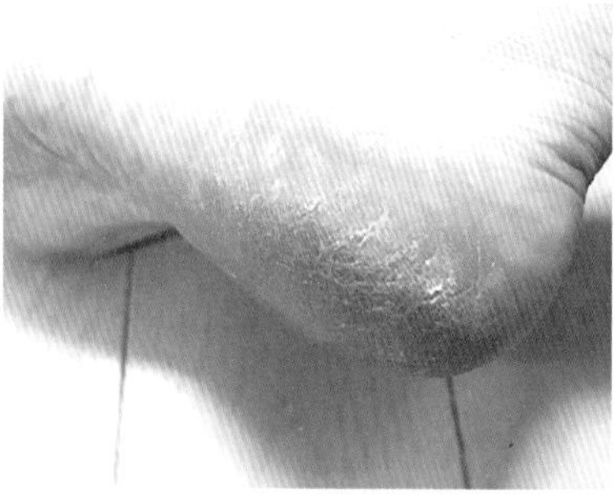

足癬（角質增生型）

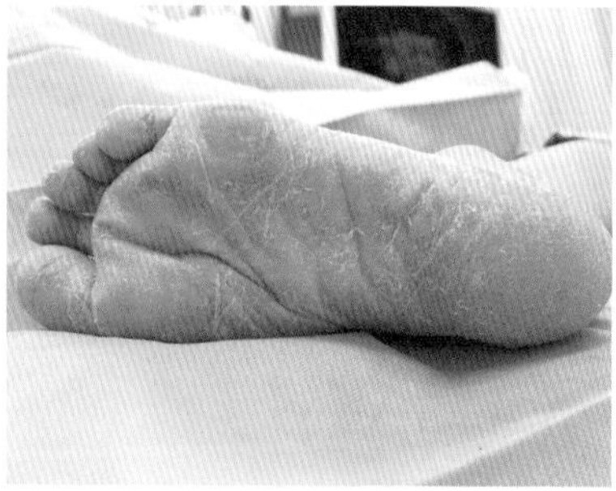

第4章

充分運用小腿
預防下肢血管疾病

下肢靜脈問題如靜脈曲張
動脈則有動脈硬化阻塞疾病

下肢也可能出現血管相關疾病！
本章根據各種血管的特性，
講解相關下肢疾病及自我照護的方法。

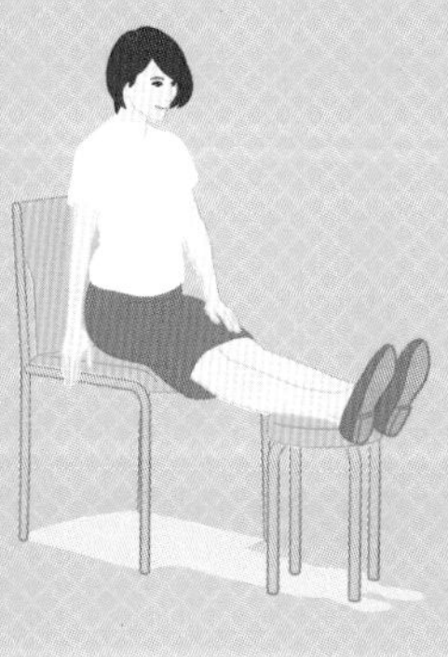

下肢血管也可能「阻塞」而生病

不同於心臟與大腦，下肢連「靜脈」也會阻塞

談起血管疾病，一般人大多會聯想到心臟或腦血管疾病。心臟和大腦如果出現血管阻塞，會造成大家耳熟能詳的心肌梗塞和腦梗塞。另一方面，血管疾病也可能發生在下肢，但不同的是，下肢的「靜脈」也會出現問題。

包括心肌梗塞及腦梗塞，血管疾病大多發生在「動脈」。然而，**下肢血管的疾病，不僅會發生在「動脈」，「靜脈」也經常出問題，**而且每種疾病的成因都是源自各血管的「特性」。

那麼，動脈與靜脈的「特性」是什麼？

首先讓我們來談談「動脈」。動脈的作用是將心臟送出的血液傳輸到身體各個角落，所以為了承受心臟輸出血液時的強勁壓力，**動脈管壁又厚又堅固，且其中傳輸的血液富含各種營養物質。**

所以，動脈管壁上很容易形成粥狀的脂質斑塊。「下肢周邊動脈阻塞

疾病」就是一種發生在下肢血管的動脈硬化疾病，患者以男性居多。

反過來看，負責將血液送回心臟的「靜脈」又有什麼特性呢？**靜脈中的血壓遠低於動脈，所以靜脈管壁既軟又薄，且較無彈性**。此外，在下肢靜脈管壁內側，含有動脈所不具備的V形「瓣膜」，可以防止血液逆流。

下肢靜脈瓣膜功能受損時，**血液可能會在某處鬱積，形成類似腫塊的靜脈瘤，也就是所謂的「靜脈曲張」**。瘤指的就是腫塊。由於靜脈管壁柔軟，所以血液淤積時，容易形成靜脈瘤。如果症狀輕微，從外觀只會看到些微的血管紋路，嚴重時，則可能浮現類似腫塊的靜脈瘤。

動脈是透過心臟的幫浦作用來傳輸血液，靜脈則是靠「腿部肌肉」收縮的力量將血液送回心臟。透過活動雙腳，以肌肉的幫浦作用，將靜脈中的血液往上推送。

然而，長時間久坐、或相反的長時間久站，腿部肌肉的幫浦作用都無法正常運作。所以，血液停滯在靜脈中，導致血液凝固形成血栓，這種情況稱為「深層靜脈栓塞」。以上內容在下頁的圖解中進一步詳細介紹。

動脈

動脈管壁厚
其中的血液富含營養物質

動脈管壁厚且極富彈性，可以承受心臟推送出來的血液壓力。動脈中的血液含有豐富的營養物質，如果脂質堆積在血管壁上，容易引起動脈硬化。

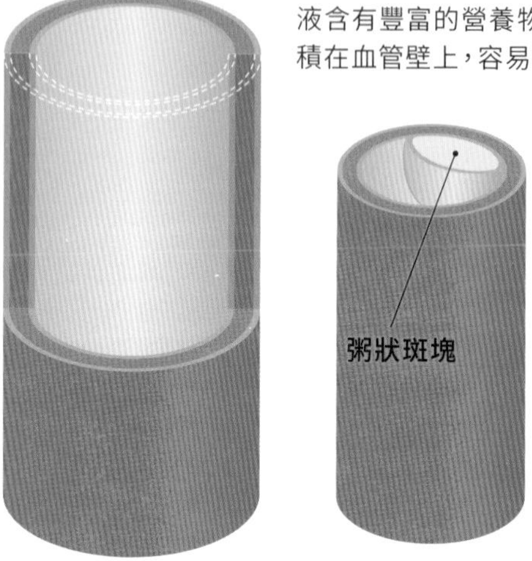

斷面

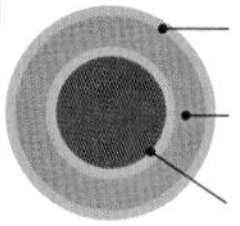

動脈由 3 層結締組織構成。內膜是由扁平的細胞層組成，中膜由平滑肌及散布在肌間的膠原纖維與彈性纖維形成。動脈的彈性主要源自中膜。

下肢動脈一旦出現動脈硬化……恐演變成下肢周邊動脈阻塞疾病

「動脈硬化」有許多類型，最典型的是「動脈粥狀硬化」——即膽固醇等脂質堆積在內膜中，形成「粥狀斑塊」等突起物，造成血管狹窄、阻塞，致使血液流動變差。如果發生在腿部，營養和氧氣無法充分傳輸到腳趾，恐演變成「下肢周邊動脈阻塞疾病」，導致下肢冰冷或麻木。

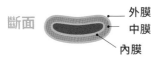

有動脈與靜脈之分

靜脈 防止血液逆流的瓣膜是生病的主因

靜脈管壁薄且缺乏彈性。此外，與動脈不同的是，靜脈在內側具有V形瓣膜，用以防止血液逆流。四肢的靜脈中分布著許多瓣膜。

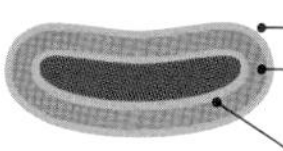

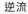

相較於動脈，靜脈的中膜薄且缺乏彈性。當內部壓力上升時，靜脈會膨脹，以便儲存大量血液。

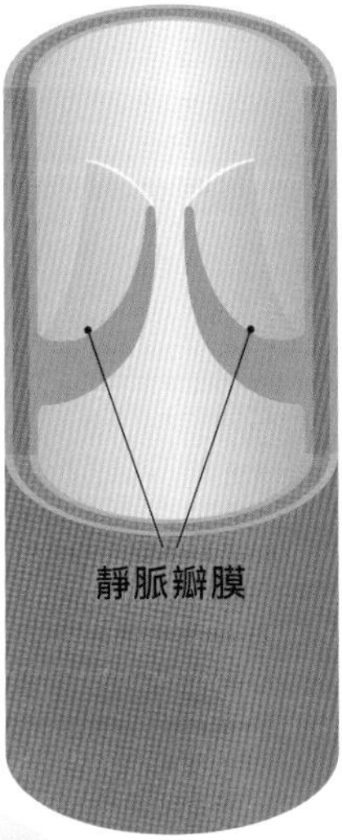

下肢靜脈瓣膜如果受損……可能造成靜脈曲張

靜脈瓣膜可防止血液往腳底方向逆流。然而，當瓣膜受損時，血液會淤積在靜脈內，使靜脈管壁擴張變粗。當情況不斷惡化，致使靜脈變形扭曲，就是所謂的「下肢靜脈曲張」。

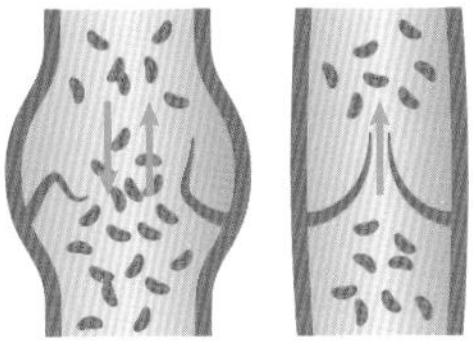

如果形成血栓……可能導致深層靜脈栓塞

長時間久坐或臥床，腿部肌肉的幫浦作用無法正常運轉，導致血液停留在靜脈內，形成血栓，則是深層靜脈栓塞。亦稱旅遊血栓症（經濟艙症候群）。

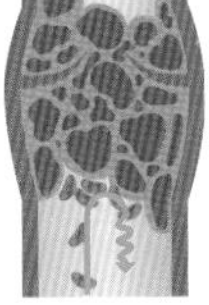

有生產經驗婦女，每兩人就有一人患有靜脈曲張

下肢靜脈曲張即使症狀嚴重也不易察覺

靜脈疾病中的下肢靜脈曲張其實相當常見。早期的調查報告中指出，依年齡層分析，靜脈曲張患者比例在三十至四十九歲約占五十五%，五十至六十九歲為六十一%，七十歲以上則達七十五%。此外，亦有研究結果顯示，有生產經驗婦女，每兩人就有一人——相當於一半人數——患有下肢靜脈曲張。

我們在前面提過，腿部肌肉好比靜脈的幫浦，透過肌肉收縮，將血液推向心臟。然而，久坐、久站的工作或運動不足，都可能使得推送血液的力量不足，無法有效地將血液送回心臟，因此血液會逐漸積聚在**靜脈中，使得血管慢慢膨脹，導致靜脈瓣膜毀損，形成血液逆流，同時靜脈管壁也會被拉扯，血管擴張變得更明顯。**這就是「下肢靜脈曲張」形成的過程。

下肢靜脈曲張依嚴重程度，可分為數種等級，從外觀可見蜘蛛網狀血

管的症狀是最輕微的狀態。然而，**即使病症加重，患者也只會感覺腿部疲累、浮腫或沉重，很難察覺是靜脈曲張**。

另一方面，長時間保持相同姿勢，或術後下肢長期缺乏運動，恐造成靜脈血液停滯，形成血栓，血流阻塞，發生「深層靜脈栓塞」。在這個狀態下行走活動，血栓可能隨著血流進入肺動脈，導致肺部血管阻塞，併發「肺動脈栓塞」，嚴重可能致死，是一種相當危險的疾病。

下肢靜脈曲張的5種類型

輕症

1

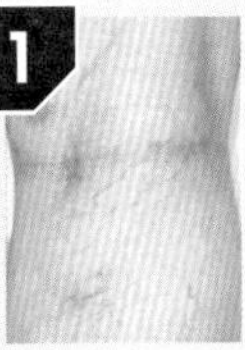

蜘蛛網狀靜脈曲張

皮膚表面的微血管擴張變形。外觀貌似蜘蛛網，故而得名。患者沒有主觀症狀。

2

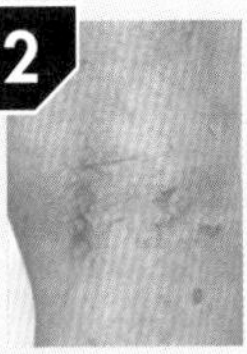

網狀靜脈曲張

皮下微小血管擴張。表皮浮現網狀的藍色靜脈紋路，故而得名。患者沒有主觀症狀。

3

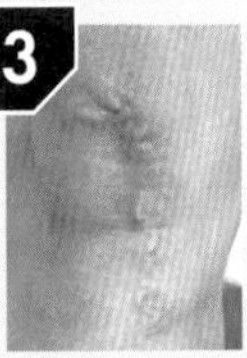

側肢靜脈曲張

隱靜脈行走在皮膚下方，由此分支出去的微小靜脈擴張變形。雖然有些明顯的靜脈瘤，但患者大多沒有主觀症狀。

4

陰部靜脈曲張

女性鼠蹊處、外陰部（會陰部）、大腿內側出現靜脈曲張。婦女在懷孕或生產期間，於卵巢四周出現靜脈曲張，導致之後每次月經都會疼痛或浮腫。

重症

5

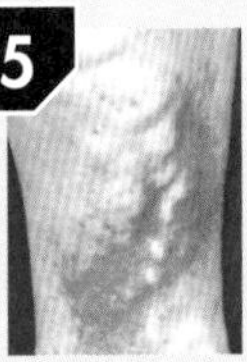

隱靜脈曲張

隱靜脈瓣膜毀損而形成的靜脈曲張，靜脈直徑擴張到4mm以上，會引發倦怠、浮腫、鬱血性皮膚炎等症狀。

行走時「下肢靜脈曲張」的預防對策

踩地後提起腳跟，用腳拇趾蹬出去

靜脈疾病的成因，都是由於「下肢長時間維持相同姿勢沒有活動」所引起。因此，為了預防下肢靜脈疾病，我們需要時時刻刻留意靜脈血液是否順利流回心臟，平時生活也必須隨時提醒自己多活動小腿，這一點非常重要。

請留意自己平日行走的方式，確認是否運用到小腿的力量。行走時，請勿把重心擺在腳後跟。**這種把身體重心擺在腳跟的走路方式，完全沒有使用到小腿肌肉，**這在體型肥胖人士身上相當常見。行走時的重點在於，跨出的腳在腳跟著地後，便順勢提起腳跟，讓重心從腳跟轉移到移動到前腳掌，踩穩地面後，用拇趾蹬離地面。這樣才能充分運用到小腿肌肉。此外，大步走或上下樓梯，也有助於活動小腿肌肉。

在預防下肢靜脈曲張方面，有六種自我照護措施，詳細內容請參照下一頁。久站族，建議趁白天休息時，坐下抬腿，舒緩緊繃；久坐族，建議回家後多抬腿休息。

白天工作時穿「彈性襪」也是一個不錯的防護措施。彈性襪根據壓力值，分輕度、低壓、中高壓、高壓四個等級，從預防角度來看，輕度壓力便可滿足一般的需求。不過，只穿彈性襪，意義不大。要增強小腿肌肉的幫浦作用，還是需要經常活動。

此外，控制體重對預防下肢靜脈曲張也很重要。體重突然增加或肥胖，都會使下肢血液循環變差。**靜脈瓣膜一旦毀損，就無法恢復原狀**。當某個瓣膜損壞，血液逆流，也會增加其下方瓣膜的負擔。當這個瓣膜不堪負荷而毀損，接著就加重下個瓣膜的負擔……使瓣膜一個接著一個受損，形成靜脈曲張，腿部也因此變得凹凸不平。

人體有幾十個靜脈瓣膜，所以即使懷孕時有一個瓣膜破裂，也不會立即反映出下肢靜脈曲張的症狀。

然而，這個問題很可能在本人沒有主觀症狀的情況下不斷發展，到了二十年、甚至三十年後，才出現靜脈曲張特有的病症。**為了預防下肢靜脈曲張，有意識地控制體重十分重要**。

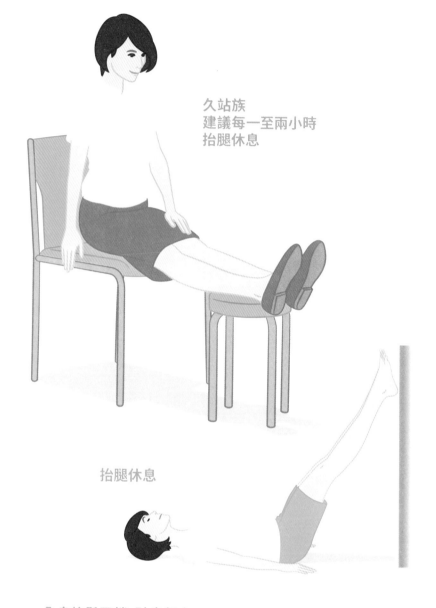

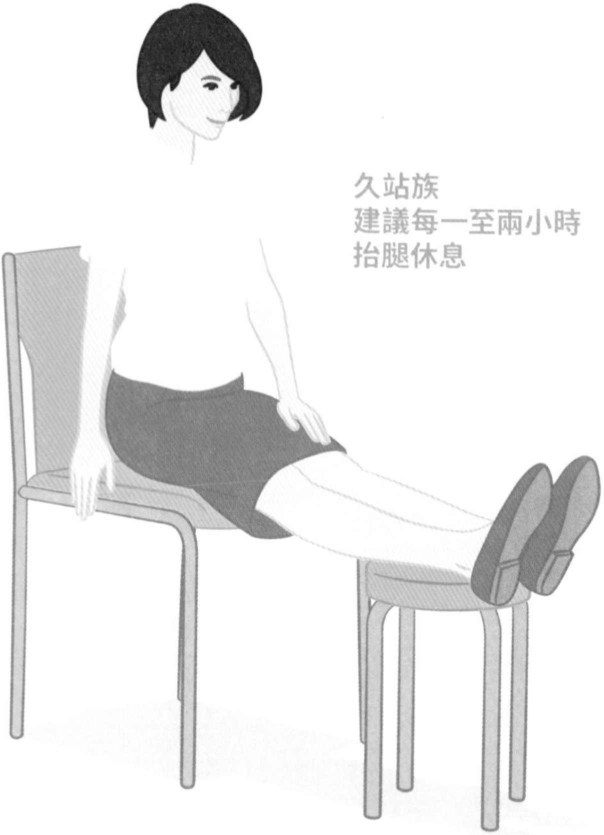

久站族
建議每一至兩小時
抬腿休息

抬腿休息

全身放鬆平躺，趾尖朝上，
膝蓋以下整體墊高

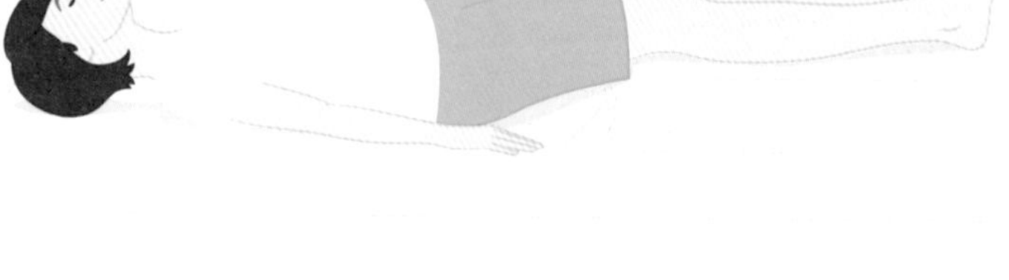

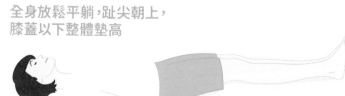

預防下肢靜脈曲張的 6種自我照護

適度運動，提高小腿肌力，可預防下肢靜脈曲張。此外，儘量多把腳抬高，讓靜脈血液回流心臟，防止滯留，也很重要。

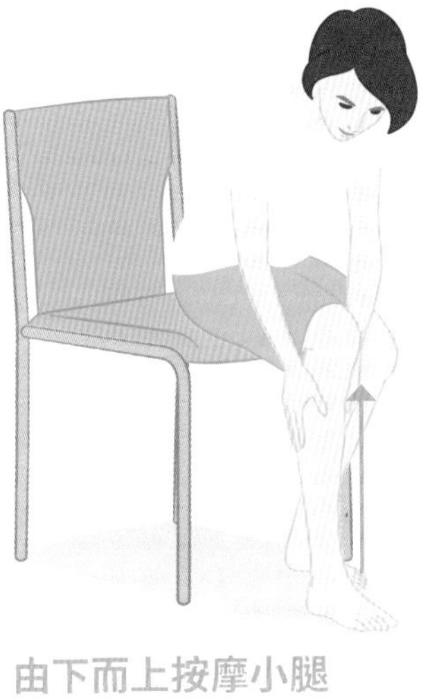
由下而上按摩小腿

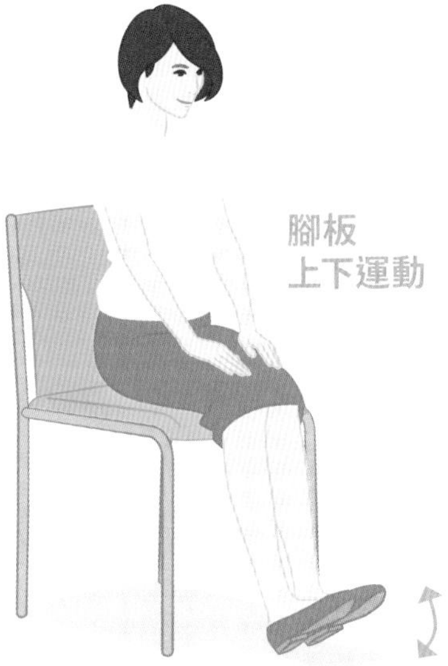
腳板
上下運動

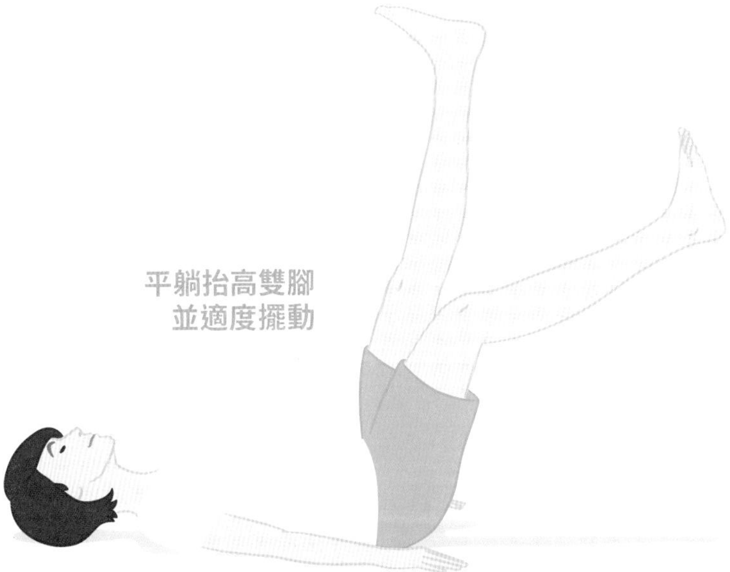
平躺抬高雙腳
並適度擺動

均衡飲食加運動乃不二法門

那麼，我們應該如何維持下肢動脈的健康呢？動脈負責將心臟輸出的血液輸送到全身各角落。正常情況下，動脈管壁堅韌又極富彈性，但隨著年齡增長，動脈的血管壁會逐漸僵硬，失去彈性。

這種情況稱為「動脈硬化」。動脈硬化可能出現在身體的任何地方。心臟血管的「冠狀動脈」發生硬化，形成血栓，就是心肌梗塞；腦血管動脈硬化，於大腦動脈形成血栓，則是腦梗塞。又如前文所提，**下肢的動脈硬化稱為「下肢周邊動脈阻塞疾病」**。

下肢動脈硬化，引起血管狹窄（血管變細）或阻塞（血管堵塞），會導致血液循環變差，致使營養和氧氣無法充分送達到腳趾。

有時會開始出現下肢冰冷、麻木等症狀，還可能導致行走時小腿疼痛，形成間歇性跛行。須留意的是，症狀若進一步惡化，即使安靜休息，腳也可能疼痛（休息時疼痛），甚至出現潰瘍或壞死等病症。

均衡的飲食，是預防動脈疾病的必要條件。

要預防動脈硬化，飲食應以蔬菜為主，確保攝取包含主食、主菜和配菜的均衡膳食。重要的是多吃蔬菜，增加飽足感，避免油脂過多的肉類和油炸食品，並注意不要食用過多的米飯或麵食。

另外，建議每週進行兩次有氧運動（比如散步），每次二十分鐘，保持良好睡眠，以消除大腦和身體的疲勞，並儘量減少壓力的累積。還有，請勿抽菸。每抽一根菸，會讓血管持續收縮三十分鐘以上。血管收縮時，血壓也會上升，而且抽菸會產生大量的活性氧攻擊血管，促使動脈硬化。

請仔細端看自己的足部。**下肢如果動脈硬化，會使血管狹窄、阻塞情況變嚴重，流向足部的血流量減少，也會影響腳背毛髮的生長。**毛孔減少，分泌皮脂的「皮脂腺」也會消失，使足部愈來愈乾燥，腳跟也可能變得乾燥粗糙，甚至出現龜裂。趾甲生長也會變慢，造成捲甲，或趾甲變厚。

此外，如果長出厚繭，可能容易受傷導致潰瘍。糖尿病患者需特別留意。

出現下肢動脈硬化的徵兆時，務必檢查治療

如果感覺腳麻、疼痛或冰冷，建議前往醫療相關機構進行 ABI 檢測。
ABI 檢測主要測量左右上臂與腳踝的血壓，過程相當簡單，卻是觀察下肢動脈硬化的重要指標。
及早了解下肢動脈硬化的情況，也有助於降低罹患心肌梗塞及腦梗塞等致命疾病的風險。維護下肢血管的健康，最終可以保護全身健康。

預防下肢動脈硬化的6種自我照護

要預防下肢動脈硬化，除了不抽菸，還需要運動活動雙腳，維持良好的血液循環。此外，壓力過大會使交感神經緊張，導致血管收縮，因此也需留意壓力的舒緩。

1. 飲食應以蔬菜為主，均衡攝取並儘量維持在八分飽。
2. 每週運動兩次，每次二十分鐘。
3. 良好的睡眠品質。
4. 不抽菸
5. 避免過度累積壓力。
6. 足部護理（伸展與按摩）

ABI檢測有助於發現下肢動脈硬化

ABI 檢測是比較上臂與腳踝的血壓比值。腳踝最高血壓除以上臂最高血壓，所得數值在 0.9 以下時，表示下肢血管阻塞的可能性非常高，診斷為下肢周邊動脈阻塞疾病。檢測時間大約 15 ～ 20 分鐘，門診即可接受檢驗。

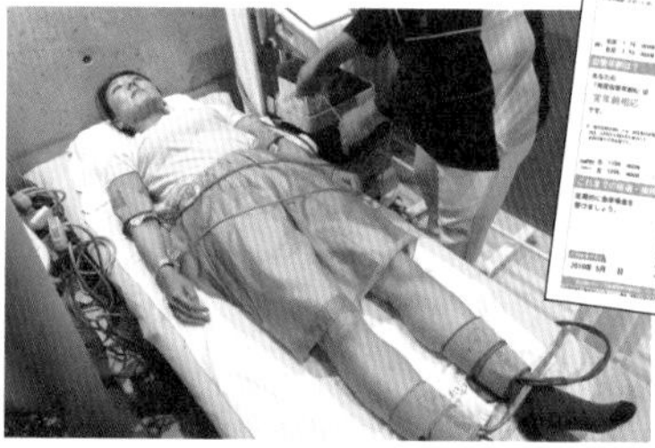

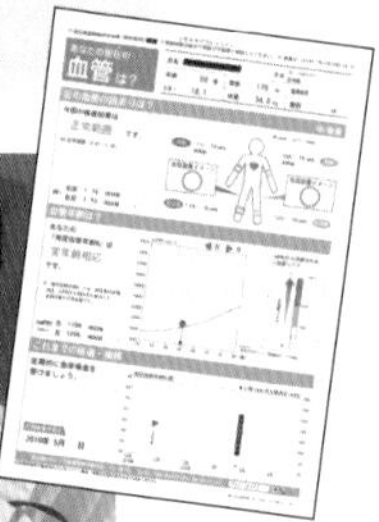

檢驗結果

下肢周邊動脈阻塞疾病　疾病分級

輕症 → 重症

Fontaine 分級	第一級	第二級	第三級	第四級
	無症狀 ■下肢痠麻 ■下肢冰冷	間歇性跛行 ■走一段路後，會感覺足部疼痛，無法繼續行走。 ■需休息才能再次行走。	休息時疼痛 ■休息時，足部仍會疼痛。	潰瘍或壞死 ■引起潰瘍（皮膚部分表面破損潰爛）。 ■嚴重時可能引發壞死（部分組織死亡）。

第5章

鞋子不合，腳好痛……如何穿好鞋？

穿有跟的鞋子
容易影響足部的基石「距骨」

本章專為民眾解答各種選鞋困擾，
收錄足病醫院建議的選鞋重點，
同時講解穿高跟鞋該如何自我照護。

高跟鞋對支撐體重的距骨帶來沉重負擔

根據足病診療學，鞋跟最好不要超過4公分

在工作或正式場合，女性經常需要在各種場合穿高跟鞋。然而不幸的是，**有跟的鞋子對腳的負擔非常大**。在X光片中也顯示，穿高跟鞋時，腳跟被高高抬起，使得整個足部前傾，體重重壓在腳趾上。而且腳趾塞在狹窄的鞋頭中，受到強烈的壓迫，長久下來**容易導致足關節逐漸變形**。

美國足病診療學建議，**鞋跟的高度應保持在四公分以下**，以避免增加足部的負擔。如果因工作等需求不得不穿高跟鞋，建議只在必要的場合穿，並預備其他鞋子，**經常更換**。

穿高跟鞋走路，尤其容易影響位在小腿骨下方的「距骨」。距骨是連結「足部」與「小腿」的小骨頭，同時也是人體「站立」、「行走」等動作支點。

穿高跟鞋會造成這些影響

穿高跟鞋，就像站在一個斜坡上。體重集中在足部前側，容易形成厚繭，加上身體前傾，容易造成拇趾外翻或小趾內翻，距骨也變得不穩定。

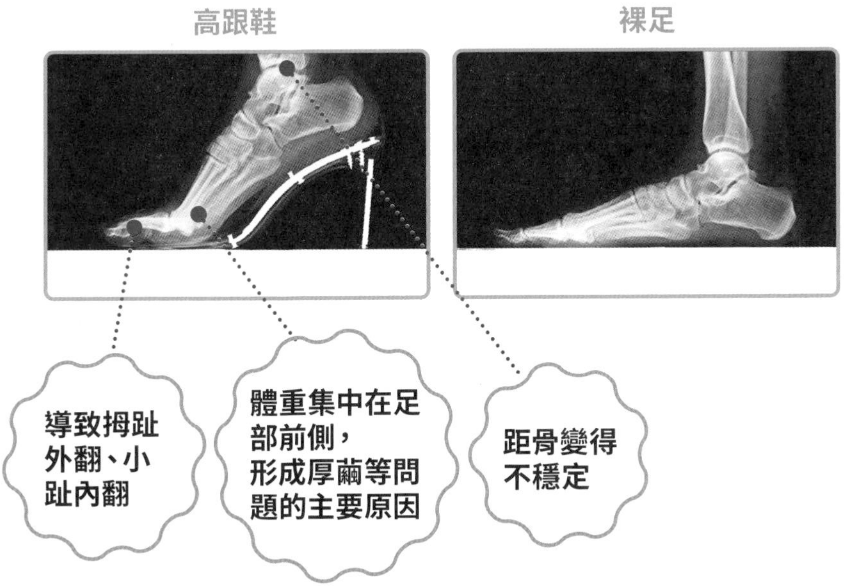

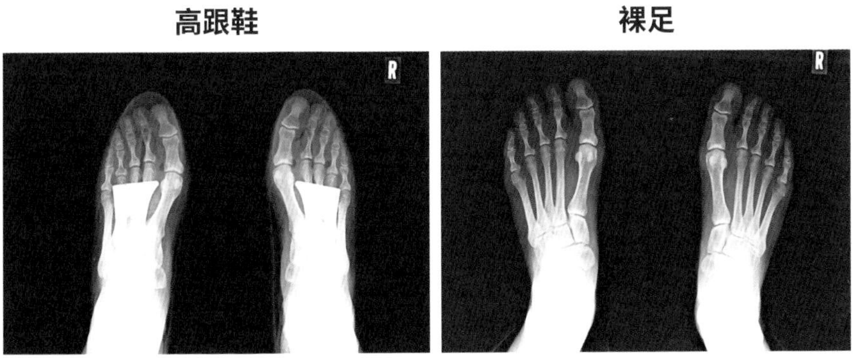

鞋跟愈高，對足部的負擔愈大。從左上方的X光片可以看出，穿高跟鞋時，重量集中在腳趾底部。左下的X光片是從上方拍攝的影像。拇趾趾尖向小趾側彎曲變形。雖然有體力穿高跟鞋是一件難能可貴的事，但穿高跟鞋是形成拇趾外翻的主要原因之一，建議避免長時間穿著。

距骨是連結足部與小腿的小骨頭

穿高跟鞋會破壞距骨的穩定性

距骨位在四骨的中間——上方有小腿脛骨與腓骨，前側有位在腳踝內側前方的舟狀骨，後面則有腳跟跟骨。

從上面看，距骨前寬後窄，形狀像梯形。並且在距骨較寬的前部，嵌入小腿脛骨和腓骨兩根骨頭的骨槽部分。

穿上高跟鞋後，腳跟上提，足踝關節中的「踝關節」會呈現掌屈（腳趾向下）的狀態。此時，由於**距骨後方較窄且沒有固定，所以腳踝會左右晃動，變得不穩定。**

穿著高跟鞋，不論是站姿或坐姿，都必須在腳踝不穩定的狀態下維持端正姿態，對腿部肌肉的負擔非常大。包括形成小腿肌肉的腓腸肌、小腿深層肌肉的脛後肌、以及通過腓骨後方的腓骨肌，**許多肌肉都會呈現緊繃狀態。**這就是為什麼有些人會在穿上高跟鞋後，會感覺腿部沉重疲累的原因。

什麼是距骨？為什麼穿高跟鞋會變不穩定？

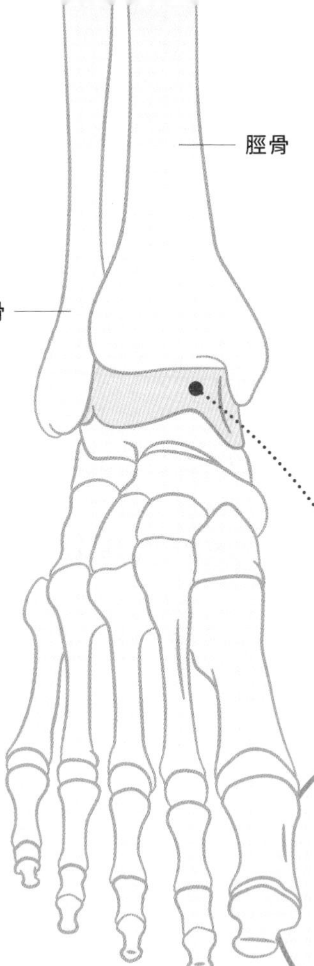

距骨是連結足部和小腿的骨頭，與小腿較粗的「脛骨」和其外側較細的「腓骨」相連接。穿高跟鞋會破壞距骨與這些骨頭之間的穩定性，因此需要脛骨肌肉和小腿肚肌肉來支撐。

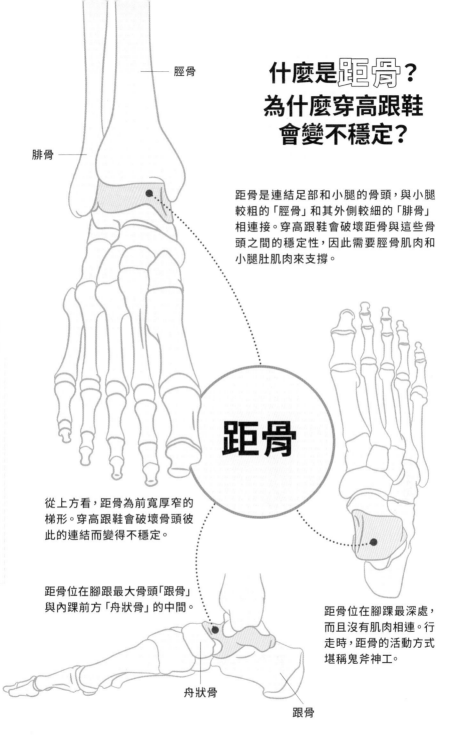

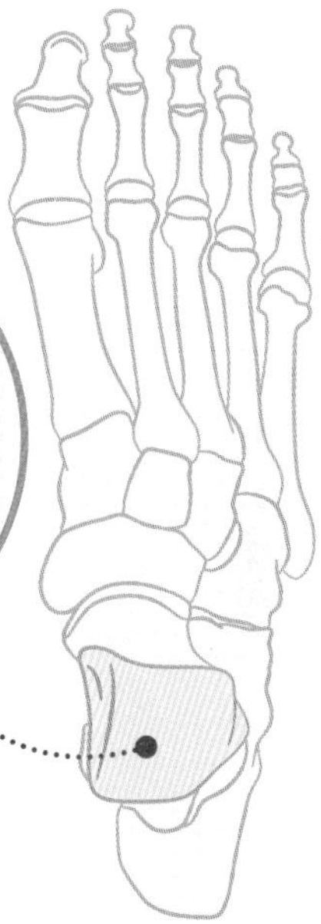

從上方看，距骨為前寬厚窄的梯形。穿高跟鞋會破壞骨頭彼此的連結而變得不穩定。

距骨位在腳跟最大骨頭「跟骨」與內踝前方「舟狀骨」的中間。

距骨位在腳踝最深處，而且沒有肌肉相連。行走時，距骨的活動方式堪稱鬼斧神工。

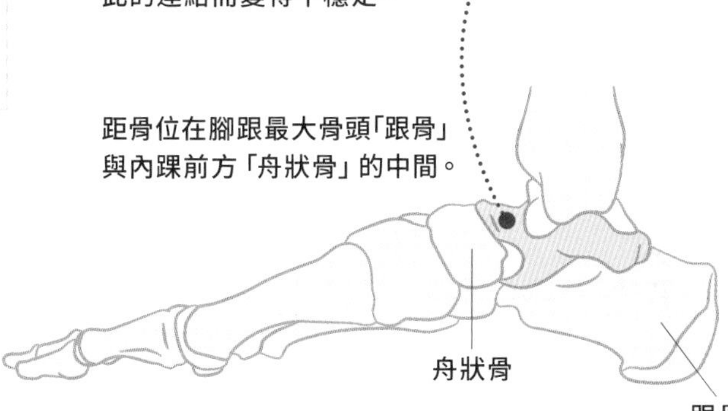

靴子是穩定性最高的跟鞋

就足部的穩定性而言，高跟鞋當中以淺口型跟鞋最不穩定。

穿淺口跟鞋，腳踝和腳背都沒有被固定，足部在鞋內容易向前滑動，再加上體重集中在前側，容易形成厚繭。此外，當足部向前滑動時，前側腳趾會受到擠壓，形成拇趾向食趾方向彎曲的「拇趾外翻」，或小趾向無名趾方向彎曲的「小趾內翻」。當重量壓在腳趾底部的蹠趾關節上，可能造成拇趾韌帶鬆脫，使外翻程度加重。擔心拇趾外翻的人，建議儘量不要穿淺口跟鞋。

許多日本女性有**扁平足的狀況**，這意味著她們的**足部容易坍塌歪斜**。高跟鞋如果不夠穩固，可能容易絆倒，行走會變得更加困難。**考慮到行走的舒適度，最好挑選可穩定腳背的踝靴**，可以避免行走時足部向內側或前側滑動。

然而，不少日本女性的腳跟寬度偏窄，比例上比腳掌寬度還要窄許

跟鞋當中以淺口型的跟鞋最不穩定

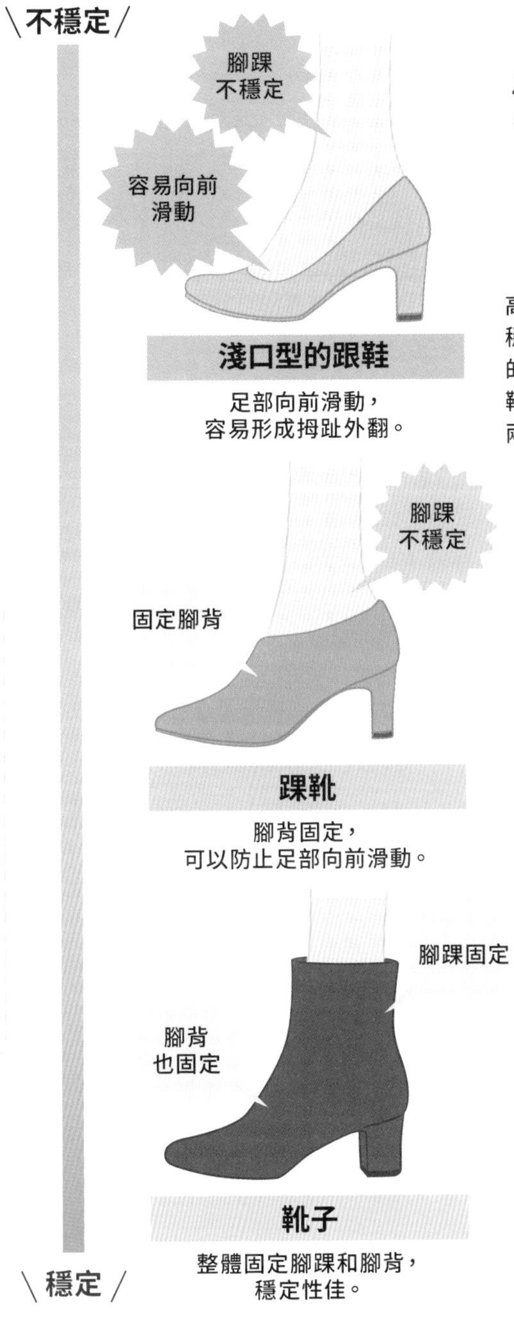
不穩定
腳踝不穩定
容易向前滑動
淺口型的跟鞋
足部向前滑動，容易形成拇趾外翻。
腳踝不穩定
固定腳背
踝靴
腳背固定，可以防止足部向前滑動。
腳踝固定
腳背也固定
靴子
整體固定腳踝和腳背，穩定性佳。
穩定

高跟鞋易使足部向前滑動、腳踝不穩定，其中以無法固定腳背和腳踝的淺口跟鞋穩定性最差。另一方面，靴子雖然是跟鞋，卻可同時解決這兩個問題。

多。對這些人來說，即使腳背固定，還是可能出現腳跟鬆脫的情況。靴子是穩定性最高的鞋款。

腳背和腳跟都完美包覆的靴子，相比起其它的高跟鞋款，更有助於避免高跟鞋可能引起的問題。

如何挑選合腳的鞋子？

多了解自己的足部特徵及年齡變化

那麼，究竟該如何挑選鞋子呢？挑選一雙可以自然貼合雙腳的**「正確鞋子」**，有助於防止足部老化。

根據亞瑟士運動工學研究所報告指出，人類的腳型和行走方式在五十歲以後會發生明顯的變化。該研究所利用3D腳型測量機或步行姿勢測定系統等技術，分析龐大數據。

該研究所公布的資料顯示，患有拇趾外翻的女性人數是男性的兩倍。**日本婦女在五十歲以後，腳跟容易向前歪斜，使得重心容易集中在前腳掌**。隨著年齡增長，不分男女，足部橫弓都會開始塌陷，使得腳掌變寬，內側縱弓的高度也會降低。如此一來，鞋子變緊，使得腳拇趾在鞋內受到擠壓。這一點或許也是五十歲以後拇趾外翻病例突然暴增的原因之一。

而且似乎有不少拇趾外翻患者，會同時併發小趾內翻。

足弓的功能會隨著年齡增長而下降，使得原本合腳的鞋子變緊，甚至不合腳，也是導致拇趾外翻或小趾內翻加劇的原因之一。

在挑選鞋子之前，請先**仔細觀察自己的腳趾形狀**。人的腳趾形狀一般可分成三種類型：埃及腳、希臘腳、方形腳。日本人最常見的腳趾形狀是拇趾最長的埃及腳。腳趾的長短也會影響適合的鞋型。

此外，**不可只根據腳長來挑選鞋子**。不論男女，足弓都可能隨著年齡增長而逐漸塌陷，使得腳板寬度愈變愈寬。相同長度的鞋子，也可能因寬度的不同而讓人感覺緊繃。這時可以使用鞋撐等工具自行調整鞋子寬度，也可以前往有選鞋師（shoe fitter）駐點的鞋店，請專人測量自己「現在的腳型」，購買合腳的鞋子。

每家鞋廠製造鞋子的版型都不同，建議多試穿不同廠牌的鞋子，了解自己最適合哪一家廠牌的鞋型，也是選鞋的重點之一。此外，選鞋時儘量挑選後跟穩固的鞋款，以確保跟骨的穩定性。鞋底應堅固耐用，可吸收來自地面的反作用力，減輕腳底負擔，同時兼具柔軟度，這樣在腳跟離地時，腳趾底部才能適當彎曲。此外，建議選擇綁鞋帶的款式，可加強腳背防護，機動性更高。

下北澤醫院推薦的
選鞋方法

多了解 自己的足部

人的腳趾形狀大致可分成三種類型：希臘腳、埃及腳及方形腳。日本人最常見的腳型是拇趾最長的埃及腳。了解自己的腳型，更容易挑選合腳的版型。

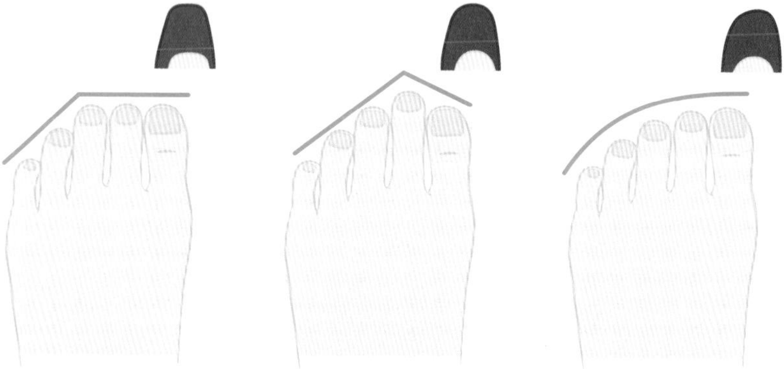

方形腳

又稱羅馬腳，拇趾與食趾幾乎等長。寬頭鞋或圓頭鞋最適合。

希臘腳

食趾比拇趾長。建議挑選以食趾為頂點，左右對稱的尖頭鞋。

埃及腳

腳拇趾最長。建議挑選從拇趾到小趾呈一斜向圓弧曲線的斜頭鞋，更合腳。

腳圍也很重要

一雙合腳的鞋子，不僅要注意「腳的長度」，最好還能符合「腳圍」大小。利用捲尺，從拇趾底部到小趾底部，沿著腳底或腳背繞一圈的長度就是腳圍，通常以 EE 或 EEE 表示。建議把腳圍也列入選鞋的參考。

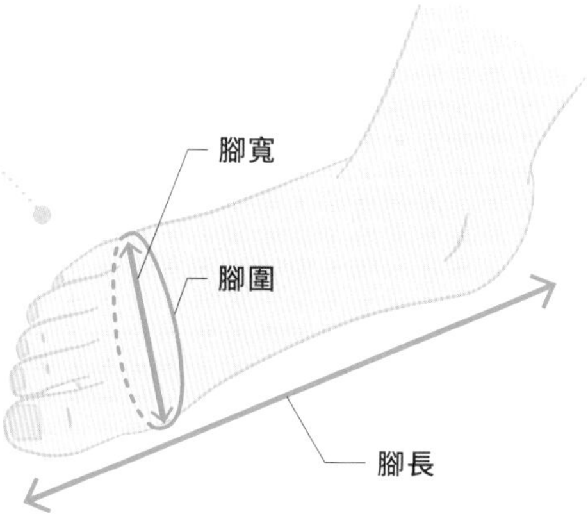

挑選合腳鞋子的選鞋重點

- **鞋子的尺寸合腳**
  建議前往有選鞋師駐點的鞋店進行測量。
- **後跟穩固**
  後跟穩固的鞋子，更容易維持腳踝的穩定性。
- **只有對應腳趾底部的部分可以彎曲**
  腳跟離地時，前掌部分可以彎曲。
- **靴底堅硬、支撐性佳**
  軟底鞋容易造成足部疲勞，形成厚繭。
- **試穿時在店內走動**
  鞋子加上體重，會是全然不同的感覺。
  試穿鞋子時，請在店內來回走動確認是否真的合腳。
- **最好有鞋帶**
  可以固定腳背，足部的機動性更高。
- **鞋子前緣預留足夠空間**
  趾頭前緣預留 1～1.5cm 的空間。

如果穿高跟鞋……

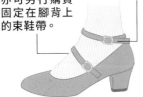

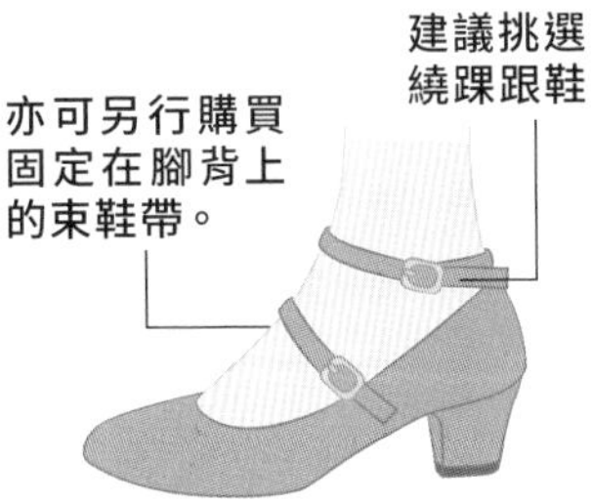

建議挑選
繞踝跟鞋
亦可另行購買
固定在腳背上
的束鞋帶。

※ 只要有其中一者即可。

- **跟鞋高度最好不超過 4 公分**
  跟鞋太高，會增加足部負擔。
- **粗跟比細跟好**
  細跟鞋穩定性差，容易絆倒、腳踝扭傷。
- **建議選楔形鞋**
  可分散行走時的反作用力，且容易保持平衡。
- **淺口跟鞋儘量選附踝帶的款式**
  不易鬆脫，較不容易向前滑動。可防止腳趾變形。

穿高跟鞋那天，多做腳趾運動

按摩腿部肌肉

儘量縮短穿高跟鞋的時間，而且只要穿了高跟鞋，回家後**請務必按摩雙腳**。

把因穿高跟鞋而受到壓迫的腳趾**用力撐開做出猜拳的「布」的形狀**，並用手指好好按摩。如果不適度伸展腳趾，腳趾會愈來愈僵硬。

還有記得按摩小腿前側（脛骨）和小腿肌肉，舒緩穿高跟鞋所造成的肌肉緊繃。經常護理雙腳，避免將疲憊累積到隔天，是延長「足部壽命」最好的保健方法，也有助於保持人體健康，延年益壽。

長時間穿高跟鞋，阿基里斯腱也會變僵硬。如前文中所提，阿基里斯腱僵硬，行走時容易造成足弓塌陷，增加足底筋膜的負擔。足底筋膜炎會造成腳底疼痛，嚴重時甚至會連平底鞋都穿不住，所以建議儘量伸展阿基里斯腱，避免上述情況發生。

穿高跟鞋那天確實按摩雙腳

長時間穿高跟鞋，腳趾容易僵硬，連帶影響關節的靈活度。睡前撐開腳趾，伸展按摩。別忘了按摩小腿肚表層的腓腸肌，以及小腿外側腓骨四周的肌肉。

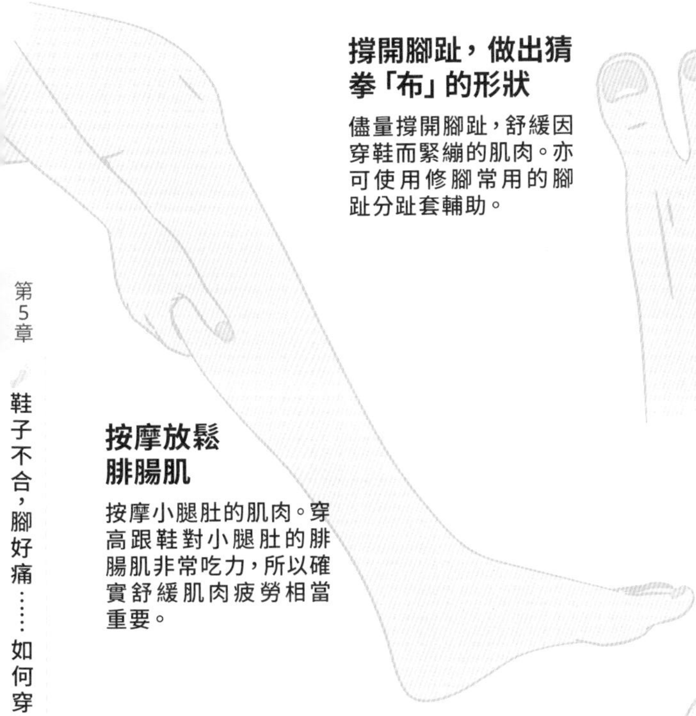

撐開腳趾，做出猜拳「布」的形狀

儘量撐開腳趾，舒緩因穿鞋而緊繃的肌肉。亦可使用修腳常用的腳趾分趾套輔助。

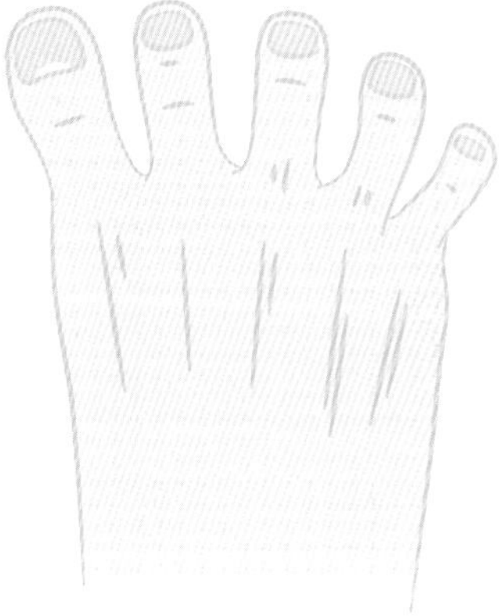

按摩放鬆腓腸肌

按摩小腿肚的肌肉。穿高跟鞋對小腿肚的腓腸肌非常吃力，所以確實舒緩肌肉疲勞相當重要。

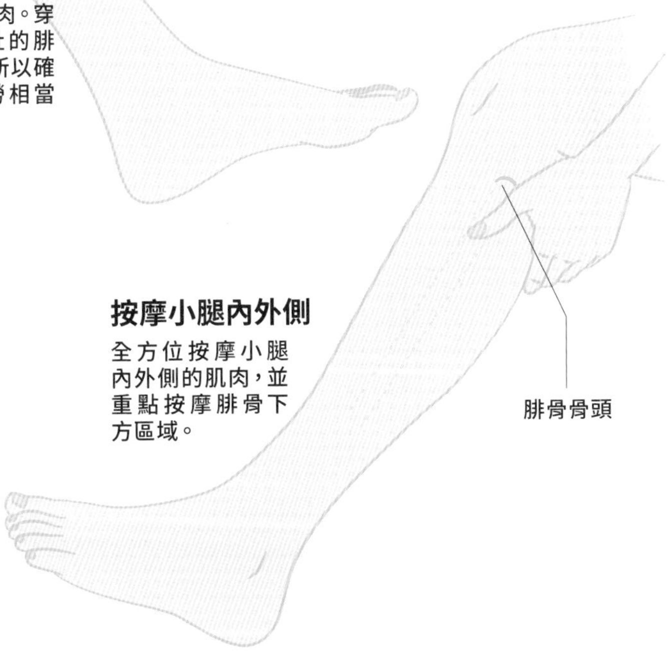

按摩小腿內外側

全方位按摩小腿內外側的肌肉，並重點按摩腓骨下方區域。

根據腳型製作的足病處方

醫療級鞋墊是「足部良藥」

面對拇趾外翻或足底筋膜炎的患者，**如果走路會疼痛，醫生會要求他們使用醫療級鞋墊，作為治療的「處方」**，可說是一種「足部良藥」。

醫療級鞋墊與一般市售的現成鞋墊不同，是醫生根據病症開具藥方，再由足部輔具師根據處方製作。醫療級鞋墊主要有三個用途。

❶緩衝反作用力，減少施加在疼痛點上的壓力。

❷提高前掌或腳趾底部，藉以分散原本集中在疼痛點上的體重。

❸矯正足骨，使其得以重新排列在更適當的位置——。總而言之，醫師會診斷每個人腳痛的原因開具處方，再由足部輔具師根據醫師指示，製作舒緩疼痛的鞋墊。

在足病診療學中，特色是使用硬鞋墊來矯正足弓，而不是軟鞋墊。

另一方面，足底作為緩衝的脂肪會隨著年齡增長而逐漸減少，所以走路時反作用力會集中在腳底，有些人可能會因此感到疼痛。對於這種情況，最新的治療方法是在腳底注射玻尿酸。將常用於消除臉部細紋的玻尿酸注射在腳底，每腳各注射二．五～五毫升左右。雖然可確實減輕疼痛，但可惜的是效用大約只能維持半年，之後就慢慢消退。

鞋墊 利用硬底鞋墊，矯正足部平衡

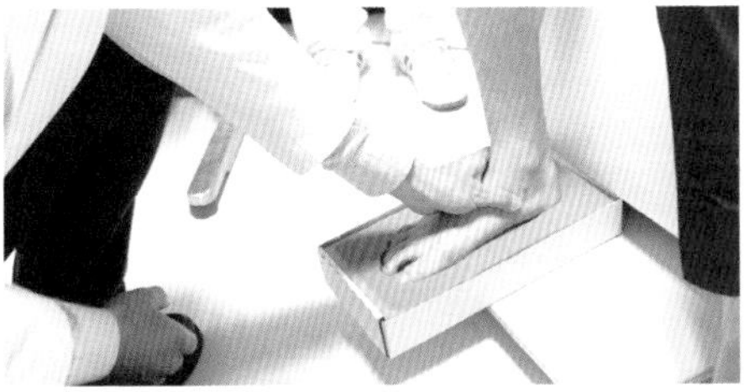

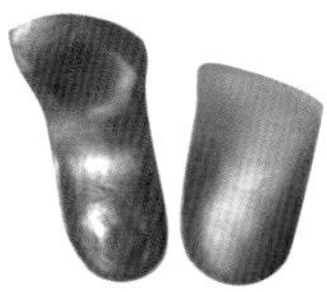

淺口跟鞋鞋墊

平底鞋鞋墊

如果醫師在診斷後認為有必要，會測量足型，開立處方，交由足部輔具師製作訂製鞋墊。
在日本，第 1 雙鞋墊為保險給付，第 2 雙起為自費。鞋墊通常有 3 種款式：平底鞋款、淺口跟鞋款、高跟鞋款。
平底鞋鞋墊通常具備改善症狀所需的所有機能，但淺口跟鞋鞋墊可能需要削減部分機能來使用，比如削薄腳跟、裁剪腳趾部位的材料等。至於 5 公分以上的高跟鞋，很難製作具有治療效用的鞋墊。

腳底也能注射 玻尿酸

注射後

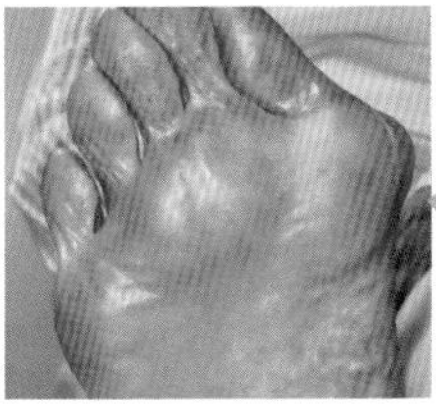

注射前

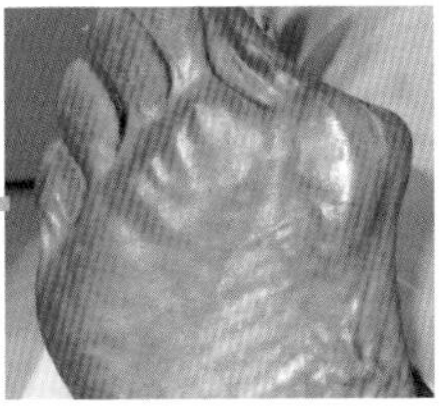

注入玻尿酸，可發揮緩衝作用，減緩腳底著地時的反作用力。在下北澤醫院的足部美容門診，屬於自費診療項目。

學習
正確穿鞋的方法

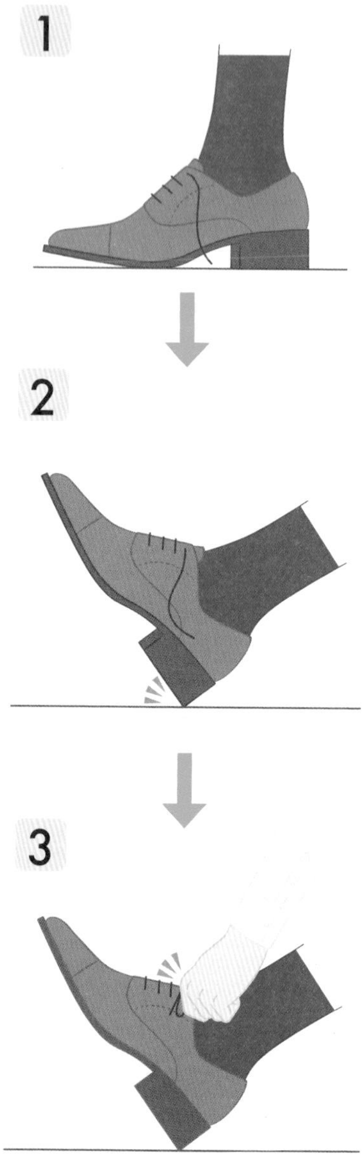

1 穿上鞋子後，先確認腳跟是否貼合。
2 用腳跟輕敲地面，更容易調整。
3 確認腳跟的服貼度，以及腳趾前緣擁有足夠空間後，繫上鞋帶，鞏固腳踝的穩定性。

鞋內最好使用絨面材質而不是光滑的材料，以增加腳底與鞋面的摩擦，防止足部向前滑動。於腳趾部位設有緩衝材料，或在足弓處略微凸起的設計，更有助於防止足部滑動。

第6章

足部與全身疾病
糖尿病、痛風、類風濕性關節炎

好痛？疼痛消失了？了解症狀的意義

本章將解釋足部症狀與糖尿病、
痛風、類風濕性關節炎等，
全身疾病的病症與機制。

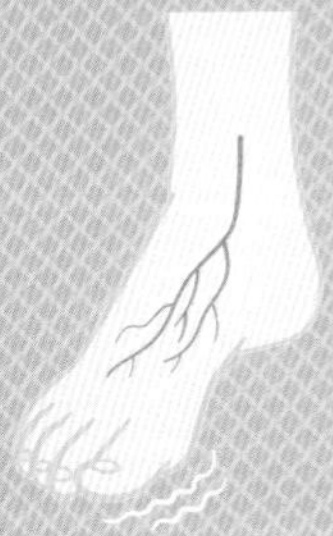

相同的生活習慣病，可能形成不同的足病症狀

痛風的劇痛與糖尿病的無痛，形成強烈對比

足部有時會反映一些全身疾病的症狀，比如糖尿病與痛風（高尿酸血症），是男性常見的典型生活習慣病，這兩種疾病在**「疼痛」上有著明顯的不同**。

「痛風」會造成腳拇趾底部突然紅腫脹痛。血液中尿酸值在七毫克（mg／dL）以上，即為高尿酸血症。

痛風發作是高尿酸血症的併發症之一。尿酸結晶會沉積在關節，脫落時會引發疼痛，位置大多發生在**腳拇趾根部的第一蹠趾關節**。

然而，即使尿酸值很高，也不是每個人都會罹患痛風。引發痛風的成因包括暴飲暴食、溫度降低、劇烈運動、精神壓力等因素。痛風發作後，症狀通常會在數日至一週內消退，但如果不及時治療，長期維持在高尿酸值的狀態下，炎症就會反覆發作，導致關節破壞，甚至侵蝕骨頭。

高尿酸血症在有暴飲暴食習慣的三十至五十歲男性身上相當常見，女

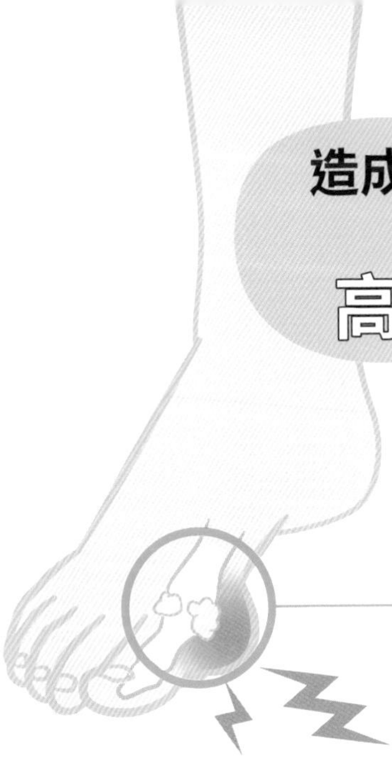

造成腳紅腫脹痛的痛風成因 高尿酸血症

痛風容易發生在腳拇趾

尿酸結晶沉積在關節，因溫度降低、劇烈運動等因素而脫落，引發炎症，導致紅腫脹痛。第一次發生痛風的部位，大多是腳拇趾的第一個關節處，而且通常會痛到無法行走。

性則因為有女性荷爾蒙的調節，可以有效控制尿酸值。然而，**女性在停經後不易將尿酸排出體外，罹患痛風的機率大幅上升，須小心慎防。**此外，高尿酸血症會增加高血壓、糖尿病的風險，因此一旦發現尿酸值異常，建議儘速就醫治療。如今醫學已建立一套藥物治療系統，可以有效控制尿酸值，使其不至於升高。飲食控制也非常重要，建議減少攝取肝臟、魚卵等高普林食物，並減少酒精攝取量。

糖尿病是我們最關注的議題。糖尿病不會引起足部疼痛，反而會造成感覺麻木。以下容我們詳細講解。

不知不覺引發併發症，是糖尿病的可怖之處

大小血管都受損

糖尿病是一種血糖長時間居高不下的疾病，其原因是由於人體荷爾蒙中抑制血糖上升的胰島素不足或功能下降所造成。糖尿病的可怕之處在於，它會**在人們不知不覺的情況下，引發全身性併發症**。

血糖降不下來，導致血液中血糖過高時，身體會產生「糖化現象」，即血液中多餘血糖會與蛋白質結合。因糖化作用而產生的ＡＧＥ（糖化終產物）會使血管壁變硬而脆弱，引發炎症反應，造成血管失去正常功能，從而導致各種器官出現併發症。

大小血管都可能受損，包括大腦、心臟、眼睛、腎臟等部位，引發全身性的併發症。由於糖尿病有非常高的機率，會在發病後引發上述併發症，因此健康檢查項目中常見的血糖數值，也據此設定在空腹血糖值一百二十六mg／dL以上，ＨｂＡ１ｃ（糖化血色素）六．五％的數字。如果超過上述標準值，即使現在沒有任何症狀，也應做好心理準備，在未來二、三十年後發生併發症的風險非常高。

足部失去感覺 不易察覺傷口 糖尿病

如果血糖持續偏高，可能在無症狀的情況下，衍生出併發症。足部的併發症統稱為「糖尿病足部病變」。糖尿病患者對疼痛症狀較不敏感，且傷口難癒合，容易導致潰瘍、壞死，甚至有下肢截肢的風險。

容易引發糖尿病併發症的部位

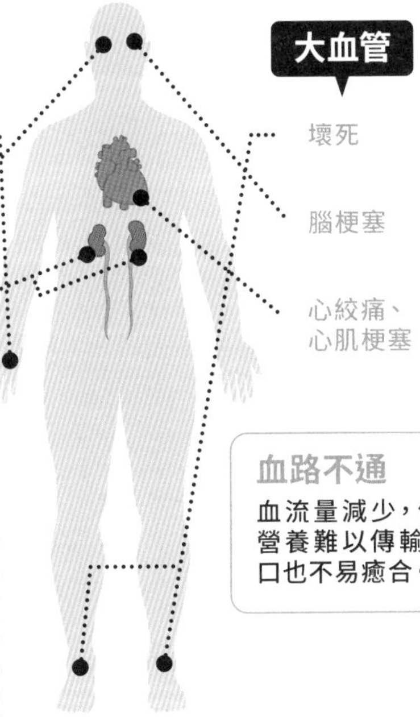

血液中過多的葡萄糖，容易導致血管受損。在日本，醫生在講述糖尿病引起的大小血管併發症時，有時會取其字首平假名以「金針菇」、「鴻喜菇」等字眼來代稱，以方便記憶。

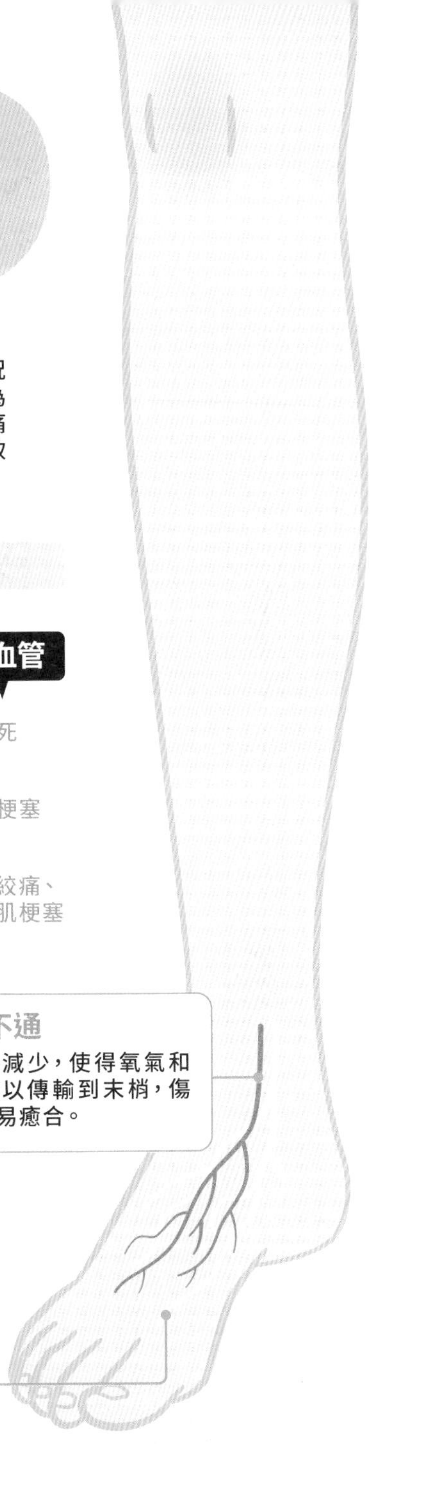

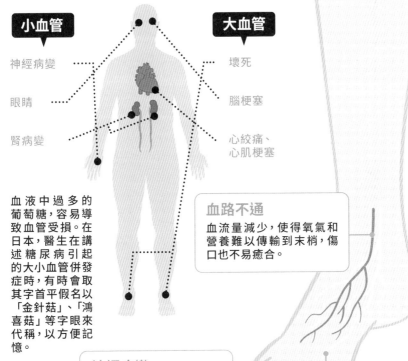

血路不通

血流量減少，使得氧氣和營養難以傳輸到末梢，傷口也不易癒合。

神經病變

神經發生病變，導致感覺變遲鈍，即使受傷也不易察覺，容易引發細菌感染。

燙傷不覺痛、足癬搔癢也無感

家人如果患有糖尿病，須特別注意足部健康

發生在足部的「糖尿病足部病變」，是糖尿病併發症之一。

主要問題出在**神經與血管循環**。神經病變會導致**足部感覺變遲鈍，即使受傷或燙傷**，患者自己也無法察覺。血液循環變差，將導致修復傷口的免疫系統無法正常工作，容易引起細菌感染。因此，即使小小的傷口，也可能演變成潰瘍（皮膚深層組織潰爛）或壞死（皮膚或肌肉等組織壞死而變黑或變黃），嚴重時甚至可能被迫截肢。

糖尿病足部病變導致下肢截肢的機率非常高，復發率也高，因此為了避免發展到這個地步，**血糖控制至關重要**。

另外，不光是疼痛，糖尿病患者即使感染足癬，本人也感受不到搔癢。因此，糖尿病患者很容易忽略足癬問題，放任足癬破壞皮膚屏障，使細菌入侵，感染真皮或脂肪等皮下組織，演變成蜂窩性組織炎的細菌感染。通常蜂窩性組織炎會出現感染部位紅腫脹痛、發高燒等症狀，但

糖尿病患者不會出現任何症狀。然而，隨著細菌深入皮膚內部，對身體造成的問題也會愈來愈嚴重。

如果失去痛覺，感染情形恐在不知不覺中惡化。假設細菌擴散至筋膜，甚至必須大範圍切除感染部位，否則可能危及生命。

實際上，糖尿病與足癬的關係十分密切，比如糖尿病患者是感染足癬的高危險群。因此家中如有家人患有糖尿病，請確實執行足癬的預防措施（80頁）。此外，定期檢查自己和同住家人的足部健康也非常重要。請務必至少確認腳拇趾是否感染足癬，也請透過觸摸的方式，確認糖尿病患者的腳拇趾有無神經病變的症狀。

話說回來，有人好奇，為什麼症狀會出現在足部，而不是手。

這似乎是**因為腳趾離頭部和心臟最遠，神經與血管容易受損**，也最容易受到血糖的影響。印象中，因糖尿病足部病變住院的病患，以腿長、高個子的男性居多。

糖尿病會使肌肉和阿基里斯腱變僵硬

善用多種控制血糖的便利儀器

「身體」如果出現高血糖的情況，改善飲食非常重要，比如避免攝取碳水化合物或熱量偏高的食物。目前市面上有**無痛血糖儀，可以在兩週以內，二十四小時隨時無痛測定血糖**。這款血糖儀的優點是，透過血糖紀錄，可以清楚顯示飲食模式與血糖值的關係，比如從紀錄可以看出，不吃早餐容易導致午餐後血糖升高。

若有肥胖的情況，走路對減輕體重也非常重要。只不過，「足部」如果出現如果出現傷口、捲甲或拇趾外翻等症狀，通常本人會因為疼痛而避免行走，但當足部感覺變遲鈍時，反而會因不覺疼痛而持續行走，導致足部病變惡化。實際上，有許多糖友因併發視網膜病變，視力下降，無法自行修剪指甲，或因肥胖或身體僵硬而看不到自己的雙腳。足部症狀嚴重的患者，常常因羞愧而不願意在診療時露出患部。正因為當事人難以察覺，所以如果家人患有糖尿病，請定期觀察他們的足部健康。此外，**糖尿病容易造成肌肉與阿基里斯腱僵硬**，還請糖友確實進行「阿基里斯腱伸展操」（22頁）。

家人罹患糖尿病時的足部檢查項目

自己的檢查當然重要，如果父母或伴侶被醫生囑咐「要多注意血糖」，請定期幫他們檢查足部健康。因為足部病變會使感覺變遲鈍，當事人將難以察覺異狀。此外，血液循環如果變差，足部的毛髮容易脫落或變稀少。

CHECK!

- ☐趾甲是否增厚，容易裂開或往奇怪的方向生長？
- ☐腳底是否因足癬而變得乾燥粗糙？
- ☐是否有厚繭、雞眼，或傷口不易癒合？
- ☐腳趾、腳踝有無變形？
- ☐腳毛是否變稀少？長不出毛髮？
- ☐觸摸腳拇趾，
  檢查是否有感覺。

若罹患糖尿病
請定期檢查足部健康

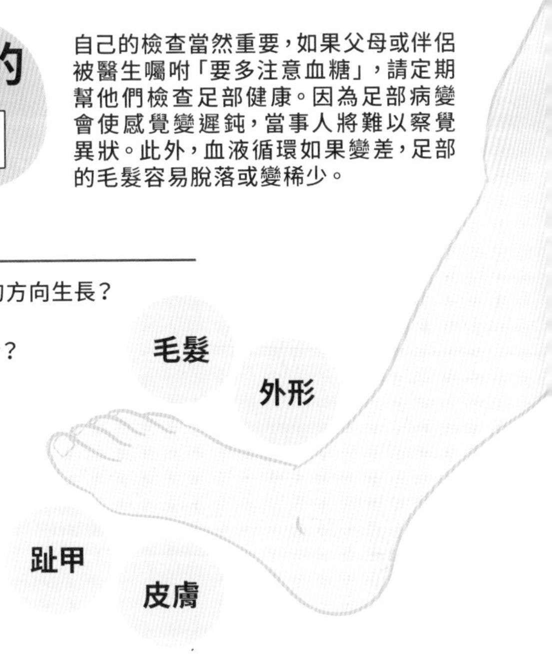

24小時血糖監測 輕鬆掌握血糖趨勢

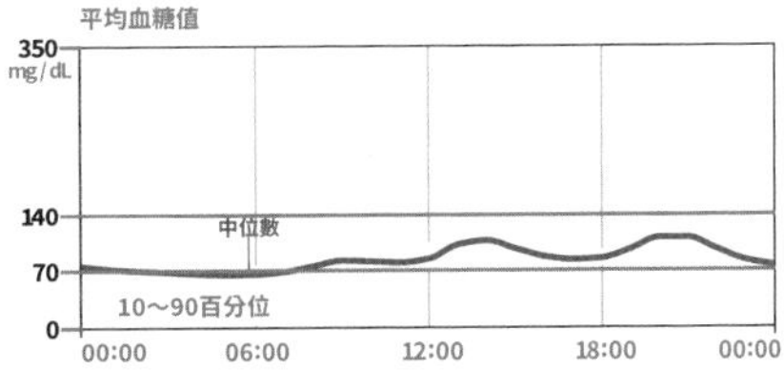

可以自行測定血糖值的「FreeStyle Libre」感測器。使用時需在手臂貼上感應貼片，以便 24 小時隨時監控血糖值。只要手持感測器，隔著衣服靠近貼片，即可測得血糖數值。在日本，糖尿病患者可適用保險。

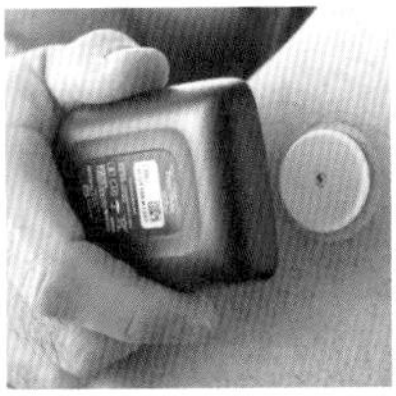

手持感測器靠近感應貼片，可顯示出血糖值。時間序列數據也可以傳輸到電腦螢幕上顯示（上圖）。健康者進食後血糖會上升，但一段時間後便會恢復正常數值，並保持穩定。糖尿病患者則是血糖上升後不易下降，長時間維持在高血糖的狀態。

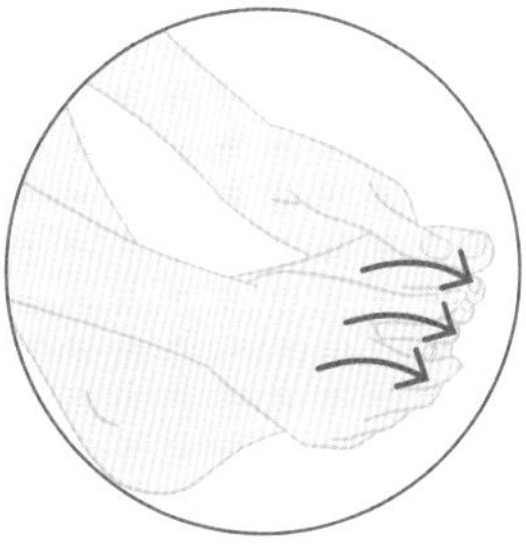

確實伸展腳背

糖尿病會造成肌肉及阿基里斯腱變僵硬，使得腳趾容易蜷縮。用雙手輔助拉伸腳背，並順著腳背按摩到趾尖。動作儘量輕柔，仔細舒緩僵硬的腳背。

早期發現是關鍵，症狀不只會出現在手上

持續性腳痛，也可能是類風濕性關節炎

高尿酸血症或糖尿病好發於男性，類風濕性關節炎則較常見於女性。類風濕性關節炎是屬於免疫功能異常，會造成關節腫脹疼痛，一般最為人知的早期症狀是手部的晨僵現象。不過，足部疼痛的症狀也絕非罕見。

拇趾外翻與足底筋膜炎在走路時會感覺疼痛，足部的類風濕性關節炎的症狀則即使安靜休息，也會疼痛。**如果腳踝、腳背、腳趾等處疼痛持續一兩個星期，就應該提高警覺。**此外，類風濕性關節炎的另一個明顯特徵是，不分手腳，**疼痛有對稱性，在身**

容易出現類風濕性關節炎症狀的關節

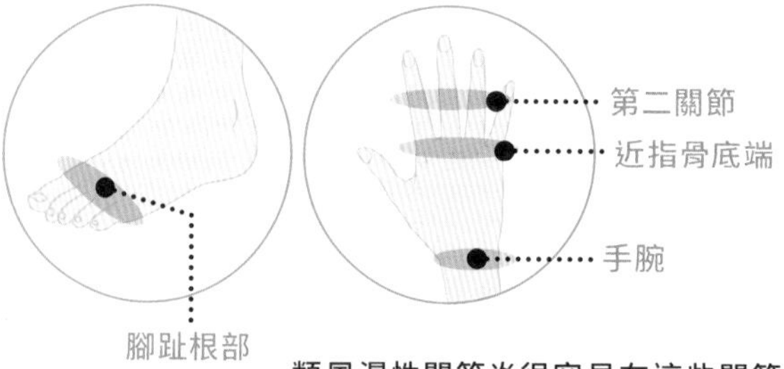

類風濕性關節炎很容易在這些關節出現症狀。不過，在醫師使用的類風濕性關節炎評估法當中，足部關節並未列入診斷的評估項目中。

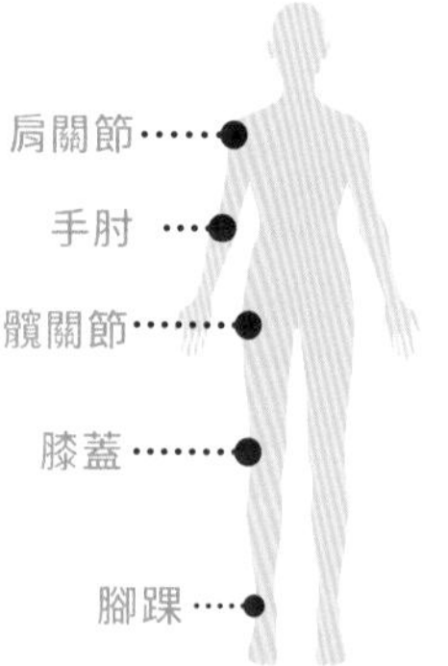

體左右兩側同一部位時常一起疼痛。

類風濕性關節炎一旦惡化，骨頭、軟骨、肌腱都會受到影響，導致關節變形，活動力變差。然而，相關的治療藥物發展顯著，只要早期發現，骨破壞（糜爛）或關節變形等情況已漸漸減少。此外，過去認為類風濕性關節炎進展緩慢，但目前已知，尤其是**發病初期，病情可能急轉直下快速惡化，因此「早期發現早期治療最重要」已成為今日的普遍共識。**

症狀如果出現在足部，穿鞋、再加上體重的負荷，在炎症未消退情況下行走活動，容易加重關節變形。因此在下北澤醫院，我們還會提供鞋子與鞋墊方面的醫療建議。

類風濕性關節炎的病理

關節由「滑膜」這層薄膜所包覆，且內部充滿黏稠的液體，稱為滑液。滑膜發炎並增生，導致滑液增加，是類風濕性關節炎的早期病症。因此，關節會出現腫脹疼痛或僵硬等症狀。滑膜的炎症在早期就會對骨頭、軟骨、肌腱等造成損傷，嚴重時甚至會引起關節變形。如此一來，關節會變得僵直而無法活動。

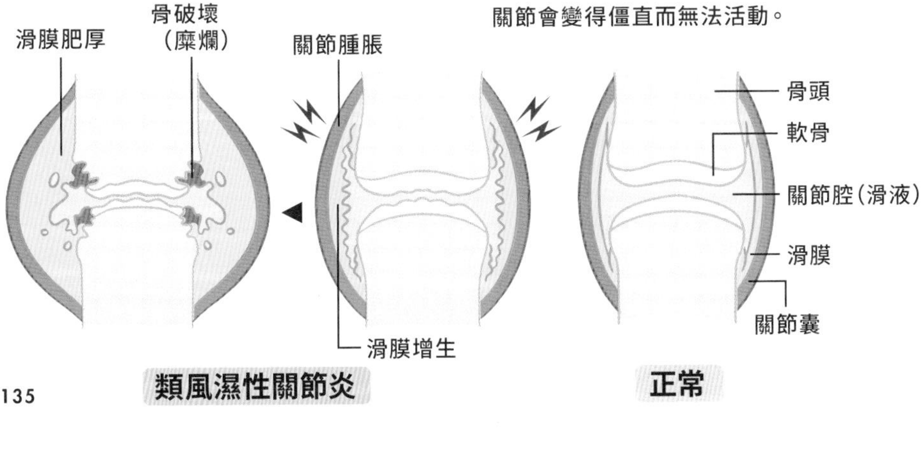

足癬、捲甲、拇趾外翻、足底筋膜炎、下肢靜脈曲張……

主要疾病的處置和治療方法

接著是本書所介紹主要足部疾病的預防與治療的總整理。

使用市售藥物前，應先就診

足癬

預防（→P80）

●如果前往健身房等打赤腳走路的場所，離開後請在24小時以內洗腳。

治療

●外用藥膏或口服藥物。
●用藥依足癬類型而異。

懷疑感染足癬時，請先尋求皮膚科醫師診斷，切勿自行使用成藥。醫師會採集角質樣本，進行顯微鏡檢查，確認有無毛癬菌，藉以診斷是否感染足癬（80頁）。

足癬有四種類型：腳趾間紅疹糜爛的趾間型、可能在足部任何地方長小水泡的水泡型、腳底乾燥粗糙的角質增生型，以及最難纏的甲癬……醫生確認是足癬後，還需判斷是哪一種類型。

皮膚科醫師會如前文所述，根據足癬類型開藥。

足癬藥物

治療甲癬的藥物

口服藥物　治療甲癬一般以口服藥為主、外用藥為輔，因為後者的效果相對較差。從費用與效果的層面來看，最常用藥物是療黴舒，相對地Itrizole(商品名)有許多服用上的限制。不過，如果甲癬是由念珠菌所引起，療黴舒的效果較不佳，這時就會使用Itrizol或Nailin(商品名)來治療。

成分名	商品名
特比萘芬鹽酸鹽	療黴舒等
伊曲康唑	Itrizole等
佛拉夫康唑L-離胺酸乙醇化合物*	Nailin

外用藥膏　甲癬的外用藥只對從趾甲表面傷口感染的白色表淺型甲癬(SWO)有效。

成分名	商品名
盧立康唑	Luconac
艾菲康唑	Clenafin

*fosravuconazole l-lysine ethanolate

治療足癬的主要藥物

外用藥膏　通常是使用抗真菌的外用藥膏，但如果有糜爛或潰瘍，會先使用類固醇來消除炎症。塗抹範圍包括出現症狀的部位，以及腳背以外的整個區域。

成分名	商品名
特比萘芬鹽酸鹽	療黴舒等
盧立康唑	Lulicon
拉諾康唑	Astat等
利拉萘酯	Zefnart
鹽酸阿莫羅芬	Pekiron
鹽酸布替萘芬	VOLLEY、黴可舒等

患者人數最多的趾間型和水泡型，主要使用外用藥膏治療。

然而，皮膚表面角質變厚的角質增生型，以及毛癬菌已侵入趾甲「內部」的甲癬，由於外用藥膏的有效成分無法滲透至深層，因此需使用口服藥物治療。現在治療甲癬最常使用的口服藥為特比萘芬鹽酸鹽（Lamisil，商品中文名：療黴舒）。

如果家人患有糖尿病，即使不太在意自己的足癬問題，也應謹慎小心。請確實充分治療，以免傳染家人。

輕度症狀不妨使用矯正器

捲甲

預防(→P64)

- 正確修剪趾甲。
- 走路時，用腳拇趾蹬出步伐。
- 如果疼痛輕微，可以使用膠帶或市售商品護理。
- 亦可諮詢專業足部沙龍。

治療

- 使用矯正器治療或夾板治療等處置。
- 症狀嚴重時，也會進行手術。

如果患有捲甲或嵌甲，在症狀輕微且無痛的情況下，可以自行使用彈性膠帶護理（71頁）。如果有輕微的疼痛感，亦可使用市售商品，自己用矯正線夾在趾甲與趾肉之間進行矯正。

此外，也可以前往專業的足部沙龍，在趾甲上安裝專用器具，藉以矯正捲甲。

如果在醫療機構接受治療，現在也有捲甲矯正法。捲甲矯正法有兩種：「超彈性金屬線」是在趾甲遠端打兩個小孔，使用內置形狀記憶合金的金屬線進行矯正；「VHO」是將金屬線勾在近端趾甲的兩端，並用專用金屬鉤環捲起固定。另外還有夾板治療法（gutter treatment），需要麻醉，於趾甲下方填入塑膠軟管，藉以撐起捲曲的趾甲。

然而，如果是有疼痛感且感染黴菌等重症情況，就必須選擇「化學燒灼法」或外科手術。感染非常嚴重時，可利用採用化學燒灼的「苯酚燒灼法」，進行局部麻醉，從患處底部切除捲入的趾甲，接著使用苯酚化學藥劑灼燒移除趾甲的患處，以防止問題趾甲再生。

主要治療方法

輕症

擴展

膠帶

藉膠帶的力量，把捲甲部位的甲溝拉開，防止捲甲進一步發展。詳細內容請見 71 頁。

可自行護理

捲甲矯正器

「pediglass」技術是使用特殊塑膠片套在趾甲上（如圖）；「金屬矯正貼片」是將鈦材質金屬板貼在趾甲表面，利用金屬板的張力拉抬趾甲。可諮詢足部沙龍協助。

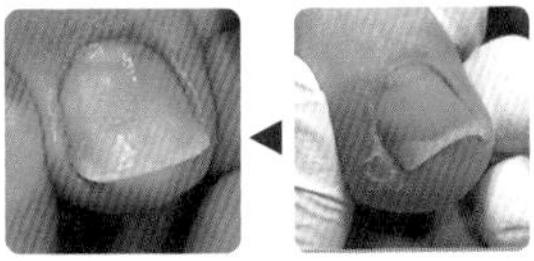

捲甲矯正法

一般醫療機關常用的捲甲矯正法有兩種。「超彈性金屬線」（如圖）是使用鑽頭於趾甲遠端鑽兩個小孔，再套上形狀記憶合金的金屬線，進行矯正。「VHO」是將金屬線勾在近端趾甲的兩端，並用專用金屬鉤將捲曲的趾甲捲起固定。

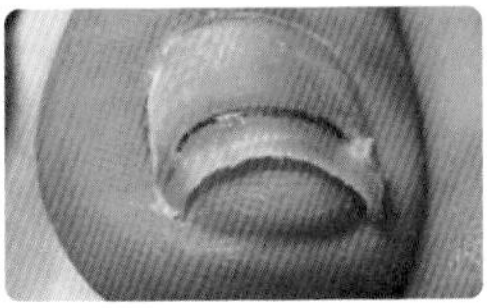

拉提

使用市售矯正線

將矯正線套在趾甲與趾肉之間，拉提捲入的趾甲。詳細內容請見 71 頁。

棉球墊

有疼痛感，但沒有滲液、化膿等情況時，可將長條狀的棉球墊放置在插入趾肉的趾甲下方，再用醫療用瞬間黏著劑固定。

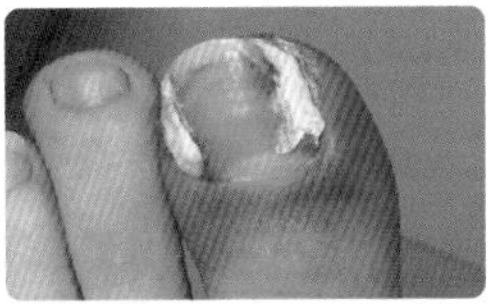

夾板治療法

局部麻醉後，於插入趾肉的趾甲下方填入塑膠軟管，用醫療用瞬間黏著劑或尼龍線固定塑膠管，藉以支撐患部的趾甲。需同時服用抗生素，直到皮膚消腫，且不再疼痛為止。

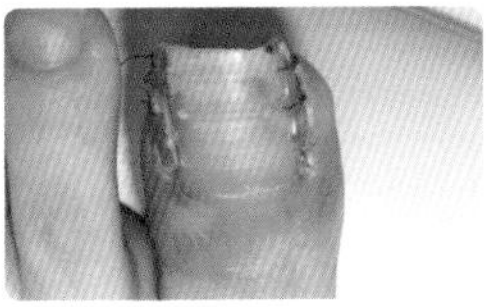

化學燒灼法　疼痛與感染都相當嚴重時的處置方法。將插入趾肉的趾甲從底部局部去除，再使用苯酚藥劑燒灼患部，防止趾甲再生。

外科手術　「鬼塚法」是將插入趾肉的趾甲連同近端趾甲的底部局部去除後，將傷口縫合，使趾甲周邊皮膚與剩餘趾甲下方的表皮密合。

重症

圖示的照片，僅「pediglass」部分由東京捲甲矯正提供。

伸展操＋鞋墊雙管齊下

拇趾外翻

預防（→P72）

- 阿基里斯腱伸展操（→P22）
- 穩固足弓伸展操（→P40）
- 腳趾伸展操（→P78）

治療

- 醫療級鞋墊
- 手術

拇趾外翻如果是輕微的變形，且沒有明顯疼痛感，可透過阿基里斯腱、足弓及腳趾這三部位的伸展操，來預防進一步的惡化。

然而，如果腳趾變形加劇，已影響到日常生活，請務必就醫診療。

通常，下北澤醫院會先建議使用鞋墊來協助改善。隨著拇趾外翻的進展，足部承重不均，會造成兩腳間的平衡逐漸惡化。鞋墊可以有效調整足弓，減輕足部負擔，預防並阻止這種情況發生。然而，即使使用鞋墊，持續伸展，才是預防病情加重的重要關鍵。

關於拇趾外翻的診斷標準，請見本書第七十三頁。當足部變形嚴重，透過鞋墊已無法有效改善時，可進一步考慮前文中介紹的手術治療。

手術治療

手術後　手術前

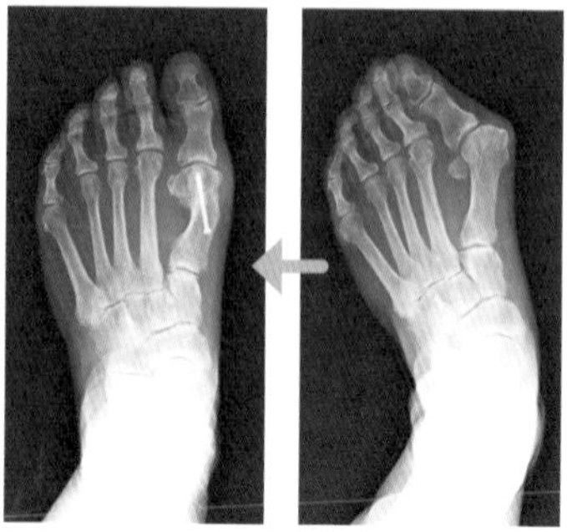

將拇趾底部突出的第一蹠骨部分切除，並將位移的骨頭矯正復位後予以固定。在日本，拇趾外翻手術約八成採用這項技術進行。

總之先伸展阿基里斯腱

足底筋膜炎

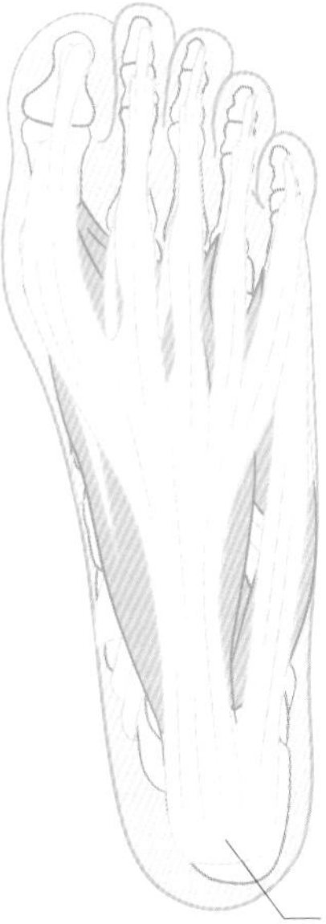

足底筋膜

預防(→P72)

- 阿基里斯腱伸展操(→P22)
- 腳底按摩(→P41)
- 腳跟如果會痛，
  建議穿避震性佳的鞋子。

治療

- 醫療級鞋墊
- 注射類固醇
- 體外震波治療

行走時，足弓會輕微下沉並彈回，其作用來自足底筋膜。足底筋膜炎是由於此處發炎和組織損傷所造成，疼痛的情況有兩種，一種是足弓下沉、足底筋膜伸展時，因拉扯而疼痛，另一種是腳跟著地時引起的疼痛。

伸展阿基里斯腱、按摩腳底及伸展足底筋膜，都非常重要。在治療方面，在運動指導及鞋墊的輔助下，通常有七成病患可獲得改善。疼痛如果持續三至四個月，可考慮對症治療法，注射類固醇來消除疼痛。然而，類固醇有降低筋膜功能的風險，不甚推薦。症狀不見改善時，亦可用體外震波來治療。雖然也有局部切除足底筋膜的手術治療，但基本上最重要的是早期發現，善用鞋墊與運動療法。

治療4階段

下肢靜脈曲張

預防(→P100)

自我照護(→P104)

治療

- 壓迫治療(彈性襪)
- 硬化劑治療
- 血管內燒灼治療(如雷射治療等)
- 靜脈剝脫手術

靜脈瓣膜毀損，導致血液部分鬱積，形成腫塊，就是我們耳熟能詳的「靜脈曲張」。靜脈曲張依嚴重程度，分數個等級，從外觀可見蜘蛛網狀血管，是最輕微的症狀。

目前醫療機關主要有四種治療方法。壓迫治療最常使用醫療級彈性襪。彈性襪的壓力比一般絲襪高，緊度、也就是壓力以腳踝最高，往小腿方向逐漸降低，藉此設計來促進靜脈的血液循環。

接著是硬化劑治療。該方法是將硬化劑以細針注入血管靜脈曲張的患部，破壞血管使其硬化、萎縮而封合。其他還包括主要採用雷射治療的血管內燒灼治療，以及傳統靜脈剝脫手術等手術方法，不過手術通常僅適用於有疼痛、皮膚炎、潰瘍等症狀的患者。

主要治療方法

壓迫治療 穿彈性襪或彈性繃帶，藉以改善腿部靜脈血液淤積，減輕雙腳的沉重與浮腫等症狀。

硬化劑治療 使用硬化劑，使有異狀的靜脈閉合。治療可在門診處置，治療過程約10～20分鐘。如果患部面積較大，可分多次進行。

手術

血管內燒灼治療(如雷射治療等) 愈來愈盛行的治療法。將導管放入血管，從內側燒灼血管使其閉合。術後疼痛較輕，成功率高，但對較粗大的靜脈瘤效果有限。需局部麻醉。

靜脈剝脫手術 此手術需麻醉，使用抽除靜脈專用的金屬線(靜脈血管剝離器)抽離靜脈。主要以較粗大的靜脈曲張為治療對象。

這個困擾，該怎麼辦？

莫頓神經瘤

腳趾底部有部分神經水腫，出現腫塊（神經瘤），大多出現在中趾與無名趾之間，會有疼痛、灼熱感，有時也會麻木。可透過鞋墊改善。如果疼痛劇烈，有時會注射類固醇止痛。嚴重時可能需要切除神經瘤。

鎚狀趾／爪狀趾／槌狀趾

各種不同型態的腳趾變形。穿鞋造成腳趾彎曲、扁平足、內在肌群使用不均等各種因素，都會使足部承重不均，導致腳趾受力過大。在此狀態下行走，久而久之關節會變僵硬，最終定型下來。這可能導致腳趾長出厚繭、趾甲變厚等問題。如果症狀輕微，可透過鞋墊改善。

小趾內翻

小趾內翻是小趾向內側歪斜，底部骨頭外凸的症狀。不過，由於小趾比拇趾更為柔軟，所以就症狀而言，通常較不容易定型。若因鞋子摩擦而感覺疼痛，不妨改穿楦頭寬鬆的鞋子，避免刺激。

腳踝扭傷的後遺症

腳踝扭傷是以不自然的方式扭轉腳踝所造成。人們常以為只要不痛，就表示痊癒，但如果腳踝扭傷，導致韌帶鬆弛，鬆弛的韌帶便無法恢復原狀。有的案例是年輕時腳踝扭傷，隨著年齡增長開始出現疼痛。這種情況可透過鞋子或鞋墊來輔助改善，但如果症狀嚴重，可能需要開刀修復韌帶。

腳抽筋、小腿抽筋

請參照後面問與答Q 4（P148）。

拇趾僵硬、拇趾活動受阻

拇趾僵硬是指拇趾關節變形、疼痛而無法彎曲。在足病診療學中，在拇趾僵硬之前，會先出現「拇趾活動受阻」的症狀。拇趾活動受阻可透過鞋墊來改善，但拇趾僵硬已涉及骨頭的變形，通常需要手術治療。

十種常見的足部煩惱，由專業足科醫師解答問題！

健康Q&A

由下北澤醫院醫師團隊回答一般民眾常見的十種足部煩惱。

腳趾甲變色

Q1

我的腳趾甲黃黃的，看上去像褐色斑點，讓我覺得很尷尬，夏天都不敢穿涼鞋，一年四季穿著襪子。這是營養不良造成的嗎？難不成我有灰趾甲？

（四十多歲婦女）

A 趾甲會反映人體的營養狀況。貧血確實可能會導致趾甲容易脆裂或凹陷變薄，但除非罹患疾病或極度偏食，否則現代社會不太可能會出現營養不良的情況。此外，隨著年齡增長，趾甲的顏色有時也會偏黃。

當然也可能是灰趾甲所造成。灰趾甲在醫學上稱為甲癬，會導致腳趾甲顏色產生變化。

灰趾甲可細分為四種類型。單就顏色來看，有以下差異。

①遠端側緣甲下型＝趾甲遠端（趾尖部

位）變白而混濁，並且逐漸增厚。最常見的類型。

②白色表淺型＝趾甲表面出現白斑、白點。

③近端甲下型＝趾甲近端變白而混濁，趾甲體變厚。

④全失養型＝整個趾甲變白而混濁，整體增厚。以上三種甲癬症狀持續發展的最終型態。

雖然在描述上是「變白而混濁」，但有時看起來可能會偏黃或偏褐色。年齡增長也會導致趾甲增厚變色，很難區分究竟是年齡或黴菌所致。發現類似的症狀時，請務必前往皮膚科就診。有別於一般足癬，灰趾甲很難單靠外用藥物治癒，通常需使用口服藥物治療，且特色是復發率非常高。

足部無力，腳趾麻。

Q2

我覺得這幾年下半身沉重，雙腳無力。我以前很喜歡走路，但現在走沒幾步就覺得吃力。整個腳趾，從底部到趾尖感覺麻木，還有腰痛問題。請問這是什麼原因所造成？

（七十多歲男性）

A

第一個想到的可能性是「間歇性跛行」。伴隨行走，感覺下肢（從大腿根部到腳趾頭這整個部位）愈來愈沉重，經休息後，症狀便會緩解，是間歇性跛行的一大特徵。動脈硬化也可能造成間歇性跛行。

動脈硬化是血管壁隨著老化失去彈性而變硬的現象，可能出現在身體的任何地方。心臟血管中的「冠狀動脈」如果硬化，形成血栓，造成阻塞，便是所謂的「心肌梗塞」；腦血管動脈硬化，於大腦動脈形成血栓，是為「腦梗塞」；足部的動脈硬化稱為「下肢周邊動脈阻塞疾病」。

下肢周邊動脈阻塞疾病是足部出現動脈硬化，引發血管變窄，導致下肢血液循環變差。營養和氧氣無法充分送達趾尖，出現足部冰冷、麻木等症狀；走路時小腿疼痛，造成「間歇性跛行」。症狀若進一步惡化，即使人休息不動，也會感覺腳痛（休息疼痛），甚至在足部出現潰瘍或壞死，因此早期治療相當重要。有高血壓或動脈硬化疑慮的讀者，不妨前往心臟內科或血管外科就診。

儘管就症狀的描述來推測，動脈硬化的可能性很高，但提問者還有足部麻木、腰痛等症狀，由此推斷，最有可能是罹患「腰椎椎管狹窄症」。因年齡增長或長期姿勢不良，導致椎間盤（脊骨每塊骨頭之間的軟骨組織）變形，或是骨頭從脊椎或椎間關節突出，壓迫到神經，都可能引發「腰椎椎管狹窄症」。

這也會導致大腿或膝蓋以下在走路時出現麻木或疼痛，變得無法行走。利用腰椎MRI（磁振造影診斷裝置），可進行診斷。所以如果有腰痛情況，建議前往骨科就診。

患有下肢靜脈曲張，但無法穿彈性襪？

Q3

我的下肢靜脈曲張很嚴重，聽說穿醫療級彈性襪可以改善症狀，但因為我還患有類風濕性關節炎，手無力、拉不動彈性襪。請問有其他改善建議嗎？

（六十多歲婦女）

A 首先讓我們了解什麼是「下肢靜脈曲張」。靜脈負責將血液帶回心臟。靜脈內的血壓遠低於動脈，因此為了避免血液回流，在薄薄的靜脈管壁內側有許多「靜脈瓣膜」。當靜脈瓣膜毀損，造成血液在某部位鬱積，形成類似腫塊的塊狀物，這就是所謂的「下肢靜脈曲張」。

動脈是透過心臟的幫浦作用來輸送血液，靜脈則是靠小腿肌肉的幫浦作用，將血液輸送回心臟。然而，久坐、久站或運動不足，都可能造成推送血液的力量不足，使得血液逐漸鬱積在靜脈血管中。此外，靜脈瓣膜如果損壞，血管外觀也會明顯扭曲、腫大。

醫療彈性襪根據壓力值共分四個等級：輕度、低壓、中高壓、高壓，可提高小腿的壓縮壓力（幫浦作用），協助靜脈把血液送回心臟。然而，光是穿彈性襪，並無法發揮幫浦作用，重點在於維持腿部的活動力。

即使無法穿彈性襪，多活動小腿，依舊有助於改善靜脈曲張，因此建議多按摩小腿，活動腳趾，進行上下伸展運動。

腳抽筋好痛！請問有哪些預防方法和因應對策？

Q4

我的腳經常在睡覺時抽筋，部位大多集中在小腿。在快要抽筋之前，及時搖晃小腿或按摩疼痛部位，可以舒緩症狀，但如果真的抽起來，都會造成劇痛，只能喝水忍耐，等抽筋的肌肉自行放鬆。請問有什麼方法可以預防腳抽筋，以及抽筋時的因應對策？

（七十多歲男性）

A

腳抽筋在醫學上學名為「肌肉痙攣」。有研究指出，五十歲以後，在睡眠中腳抽筋的情況開始增加，人數也隨年齡增長而逐漸增多。

腳抽筋原因包含以下五種情況：（一）腳冰冷（二）缺水（三）肌肉疲勞或僵硬（四）下肢靜脈曲張（五）缺乏礦物質（尤其缺鎂）。

腳冰冷會造成血路不通，使得血管容易收縮；缺水會引起肌肉收縮；肌肉疲勞或僵硬、下肢靜脈曲張也會導致肌肉血液循環變差，增進乳酸等疲勞物質的堆積，變得更容易抽筋；飲食中鎂的攝取量不足，會造成肌肉細胞離子失衡。這些都是影響肌肉痙攣的主要原因。

第一項的腳冰冷，建議使用襪套；睡前喝一杯水，可預防第二項身體缺水的情況；睡前確實執行「阿基里斯腱伸展操」，可有效改善第三項肌肉疲勞或僵硬；關於第四項的下肢靜脈曲張，請參見本書第四章；最後第五項的缺鎂，多留意攝取富含鎂的食物，可有效改善症狀——羊栖菜、可可粉、堅果、大豆、海鮮、起司等都含有豐富的鎂。

此外，據悉白天腳浮腫的人，晚上睡覺時，水分（淋巴液和血液）會從足部流向其他部位，因而容易出現腿部抽筋的情況。白天穿醫療級彈性襪，可有效舒緩慢性浮腫的問題。

另外，中藥「芍藥甘草湯」可即時減輕腿腳抽筋的症狀，睡前不妨備妥藥物，與水一同擺在枕邊，以備不時之需。

有下肢靜脈曲張，早上經常腳抽筋？

Q5

我有下肢靜脈曲張，可以不治療嗎？有時睡覺會在清晨出現腳抽筋的現象。

（八十多歲男性）

A 下肢靜脈曲張在初期症狀並不明顯，但隨著病情發展，血液逆流回靜脈的流量增加，使得小腿（膝蓋到腳踝的部分）的靜脈壓力上升，容易出現腿抽筋、疼痛、搔癢等症狀。

腳抽筋的事實，意味著靜脈逆流量明顯增加，這是病情惡化的徵兆，所以提問者或許應該考慮手術治療。有關手術的部分，請與主治醫師討論。

擔心以後罹患糖尿病，可能會出現哪些足部病症？如何預防？

Q6 **我的血糖有逐漸升高的趨勢。聽說罹患糖尿病有截肢的風險，請問該如何預防？**

（五十多歲男性）

A 就糖尿病而言，「預防」非常重要，所以這位提問者從現在就開始關注糖尿病議題，值得嘉許。胰島素是體內唯一可以降低血糖的荷爾蒙。糖尿病是因胰島素作用不足，導致血液中葡萄糖濃度偏高的慢性疾病。

日本已進入每四人就有一人可能罹患糖尿病的高危險時代，如果不及時治療，與非糖尿病患者相比，糖尿病患者的壽命大約少十年。此外，糖尿病也與癌症和失智症風險有高度關聯。

糖尿病前期幾乎沒有症狀，導致病患在不知不覺中衍生出其他併發症，是糖尿病的恐怖之處，而且所有糖尿病併發症都會嚴重影響人體的生活機能。

血液中的葡萄糖濃度過高，會損害血管。微血管等小血管損傷，恐引發神經病變、視網膜病變、腎病變。另一方面，於動脈等大血管造成損傷，則恐引發足部壞死、腦中風、心絞痛或心肌梗塞等心臟疾病。

糖尿病引起下肢神經損傷時，是一種「糖尿病神經病變」；造成下肢血管損傷，則為「周邊動脈疾病」。

神經病變會使下肢感覺減弱，導致足部或腳趾變形，使得足部容易受傷，恐進一步發展成潰瘍（組織損傷深達真皮層）或壞死（皮膚或肌肉組織壞死變黑）等「糖尿病足部病變」。若同時罹患周邊動脈疾病，傷口會很難癒合，使治療變得相當困難。

糖尿病足部病變的特色是下肢截肢機率和復發率都非常高，糖尿病患者的下肢截肢機率比健康者高十五至四十倍。據統計，七〇%的糖尿病患者可能被迫截肢（非外傷性），其中八十五%病患在截肢前，曾出現足部潰瘍的症狀。

在臨床診療中，會根據有無末梢神經病變、末梢血管障礙、足部潰瘍、腳趾變形等症狀，依風險高低，定期觀察糖尿病患者的足部健康。如已確診患有糖尿病，誠摯建議在看診時，於診間主動脫鞋，請醫師檢查足部狀況。

此外，為了預防糖尿病，以及患病後防

止病情加重、引起併發症，最重要的是改善飲食和運動等生活習慣。

「行走」是最基本的運動，也就是用自己的雙腳支撐體重，四處走動。然而，糖尿病患者在行走時必須特別留意。糖尿病可能會使行走不可或缺的雙腳疼痛，而且容易出現傷口、捲甲、鞋子不合腳等問題。此外，當糖尿病造成足部出現深層傷口、壞死等異狀時，運動療法反而可能會導致組織壞死或使壞死等情況加重。因此進行運動療法之前，請務必諮詢主治醫師。

腳拇趾劇痛是因為拇趾外翻嗎？

Q7

我的腳拇趾末端突然痛得無法走路，服用LOXONIN止痛藥，睡一覺之後，隔天好多了。這症狀以前也發生過，但已經隔有一段時間，我想或許是拇趾外翻造成。不治療會再復發嗎？

（六十多歲男性）

A

有劇烈疼痛，服用LOXONIN止痛藥後症狀明顯改善，由這兩點來推斷，也有可能是痛風發作。如果是痛風，腳拇趾會又紅又腫。痛風發作，除了腳拇趾底部會疼痛以外，有時踝關節、腳背、阿基里斯腱的根部、膝蓋關節、腕關節也會出現劇痛。透過血液檢查，即可診斷是否為痛風，建議前往骨科看診。

如果是拇趾外翻導致變形，有時突出的部位也會疼痛。無論如何，如果症狀反覆發作，重要的是儘快就醫，找出原因。

在性別比例上，拇趾外翻通常好發於女性，主要症狀是腳拇趾的關節或拇趾底部外凸的部位疼痛。如果變形嚴重，相對地也會增加第二趾的負擔，引起疼痛。

若患有拇趾外翻，建議多伸展腳趾，養成活動腳趾的習慣，以免因拇趾外翻而變僵硬。在沐浴時或洗完澡後，善用時間，動動腳趾，相信很快就能養成習慣。用腳趾的力量將五根腳趾儘量張開，或用手輔助把每根腳趾扳開伸展。

放鬆並刺激活動腳趾的肌肉，有效訓練腳趾肌群。這不僅可有效改善拇趾外翻，對小趾向內側歪斜、底部外凸的「小趾內翻」也同樣有效。

「高足弓」引起疼痛。我該如何選鞋呢？

Q8

我被診斷患有足底筋膜炎，雖然症狀沒有惡化，但有時腳底很痛，醫生說是「高足弓」所造成。請問我該如何挑鞋呢？

（四十多歲婦女）

A 足底筋膜是一種類似韌帶的組織，像一張薄膜附在腳底，從腳趾底部延伸到腳踝。此處的疼痛一般統稱「足底筋膜炎」。足底筋膜炎並不是突發性的急性外傷，而是在行走過程中的承重壓力不斷累積，導致足底筋膜逐漸變得疼痛。

此外，人的腳有三個足弓：連結腳跟與拇趾底部的「內側縱弓」、連結腳跟與小趾底部的「外側縱弓」、以及連結所有腳趾底部的「橫弓」。透過這些足弓結構的相互作用，使足弓下沉和強化，吸收走路時的反作用力，強勁地蹬出步伐。

走路時，足弓會下沉，藉以承受全身體重，並吸收來自地面的反作用力。接著足弓會再度拱起變堅硬，以便蹬出強勁的步伐，如此周而復始地反覆下沉與拱起。足底筋膜具有調節足弓的作用，足弓過度塌陷或完全不下沉，都容易造成疼痛。

高足弓是指足弓天生緊繃，過度向上拱起，使得足弓即使負重，也不太會下沉。換言之，即使在站姿狀態下，足弓依舊強硬地高聳。

高足弓造成的足部問題，大多是因為無法充分吸震，導致地面反推回來的反作用力，不斷作用在足部的某特定部位上。所以，建議挑選鞋底經精心設計、避震性能較高的氣墊鞋。反之，最不適合高足弓的鞋子是芭蕾舞鞋等薄底的平底鞋。

此外，不妨訂製專用鞋墊，分散足部的壓力。在足病診療學，要改善足弓問題，最基本的思維是利用鞋墊進行矯正。

腳底灼熱，有時感覺像走在碎石路上？

Q9

家母八十四歲，說自己的腳底灼熱脹痛，感覺有一顆一顆的異物感。我摸她的腳，沒有發現異常，但從外觀看，腳底泛紫、血色不佳且腫脹。我想部分原因是因為家母患有慢性腰痛和肺部疾病，不常活動身體造成……。

（五十多歲婦女）

A 腳底、尤其是前腳掌部位感覺不適，是相當常見的症狀。有人說像走在碎石路上，有人說感覺腳底卡著一張紙，有人說感覺像腳底進了水，還有人說感覺像腳底黏著東西，每個人的描述都不太一樣。

這個症狀可從「疾病」與「非疾病」這兩種情況來解釋。首先是疾病所引起的症狀。例如腰椎椎管狹窄症、椎間盤突出等脊椎（脊骨）神經受到壓迫、或動脈硬化阻塞疾病等血液循環不良，還有其他疾病如腦梗塞、糖尿病、慢性腎衰竭、類風濕性關節炎、多發性神經炎等多種疾病，都可能導致類似的症狀。

提問者的母親患有慢性腰痛，因此有可能是脊骨神經受到壓迫所引起。

除此以外，還有神經系統的生理性老

化，隨年齡增長引發動脈硬化，導致神經血液循環障礙，或是因扁平足，使得跗骨隧道（通過腳踝內側下方，從腳底走向腳趾的隧道。其中有許多神經、動脈行走於隧道內側）內的神經受到壓迫（跗骨隧道症候群）等各種原因。另外，也有許多人純粹是因老化的生理變化，造成麻木。

此外，作為緩衝墊的腳底脂肪，會隨著老化而越來越薄，無法完全吸收行走時的衝擊力，所以有些人會慢慢出現不適等異常症狀。因此，不見得一定是疾病作祟，需要精密檢查。查出原因所在，才有機會對症下藥，減輕症狀，所以建議務必前往醫院，接受詳細診察。

腳背腫脹

Q10

這幾年，我的腳背經常紅腫脹痛，一年大概出現二到三次。嚴重時甚至無法走路，但大約一星期左右就能痊癒。最近我因右腳腳背紅腫就診，從X光片看不出任何骨頭異常。一個禮拜後，紅腫消退，但疼痛的位置卻從腳背移轉到內側足弓，稍微忍耐，勉強可以行走。請問這是什麼原因所造成？

（七十多歲男性）

A 未實際診察患部無法斷言，不過從描述推測，可能是扁平足導致跗蹠關節炎，引起腳背關節部分疼痛。

連結腳跟與拇趾底部的「內側縱弓」塌陷，就是所謂的扁平足。內側縱弓容易隨年齡增長而退化。當肌力下降，跟骨向內側傾斜，會導致內側縱弓塌陷，足弓的位置降低，嚴重時甚至會完全貼合在地面。

扁平足不僅容易引起拇趾外翻等足部變形，腳也容易疲累，感覺沉重。由於足弓塌陷，向前跨步的推進力減弱，容易拖著腳走路。這樣一來，也會造成腳背關節過度的負擔，因而產生疼痛。

在站姿狀態下拍攝X光片，可以診斷是否患有扁平足。此外，即使在X光片檢查中未發現骨折等異常，也可能因兩腳歪斜、不對稱，引起腫脹或疼痛。扁平足有時也會造成足弓或腳跟等處的足底筋膜疼痛。建議洽詢骨科或專業的足科醫師會診。

在自我照護方面，建議可以翻起腳底，按摩舒緩腳底肌肉（41頁）。

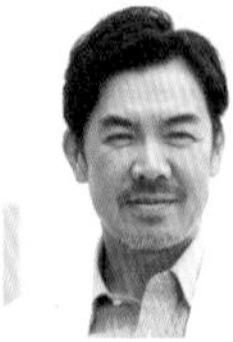

理事長

久道勝也

日本獨協醫科大學畢業。曾就職於順天堂大學皮膚科。在約翰·霍普金斯大學擔任客座副教授期間，關注美國足病診療學，於日本建立亞洲第一間足科專科綜合醫院「下北澤醫院」。擔任下北澤醫院理事長與專科醫師，兼任樂敦製藥醫療長(CMO)。日本皮膚科學會認證專科醫師、美國皮膚科學會高級會員。著作有《活到老，走到老！——人生百歲時代與足病診療學》(大和書房，中文書名暫譯)。

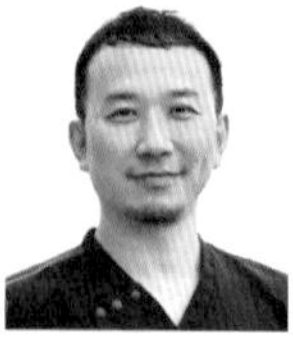

院長

菊池 守

日本大阪大學醫學院畢業後，遠赴美國喬治城大學創面癒合中心留學，在此接觸到足病診療學。回國後擔任佐賀大學醫學院附屬醫院整形外科診療副教授，爾後轉任現在職位。著作有《打造百歲健步腳》(台灣中文版由天下出版)。

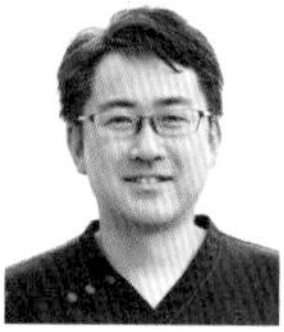

副院長

長﨑和仁

日本慶應義塾大學醫學院畢業。於日本國內醫療機構服務後，以史丹佛大學外科研究醫師身分前往美國。回國後擔任濱松日本紅十字醫院外科部長、傷口照護中心值勤醫師、埼玉市立醫院血管外科主任醫師，爾後轉任現在職位。日本血管外科學會血管內治療認證醫師。

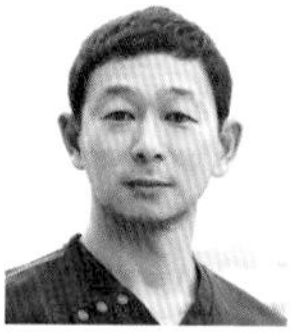

足病綜合中心主任

菊池恭太

日本北里大學醫學院畢業後，任職於北里大學醫院骨科助教，並在歷經橫濱綜合醫院骨科主任醫師、同醫院傷口照護中心等職務後，轉任現在職位。日本骨科學會骨科專科醫師，日本身體障礙者福利法指定醫師，日本足部外科學會會員，日本下肢救濟與足病學會評議委員。

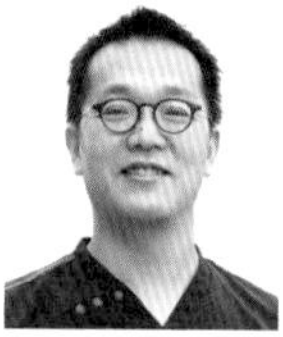

糖尿病中心主任

富田益臣

日本東京慈惠會醫科大學畢業。任職東京都濟生會中央醫院糖尿病暨內分泌內科足部照護門診醫師後，轉任現在職位。日本糖尿病學會專科醫師、義肢裝具等適應判定醫師。積極專注在糖尿病引起足部病變的預防與治療。

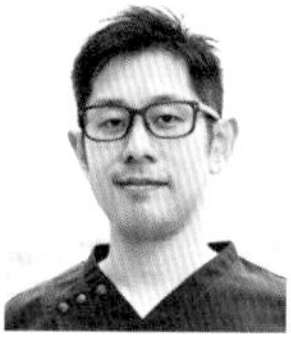

糖尿病中心

田邉谷徹也

日本札幌醫科大學畢業。任職於小樽市立醫院風濕科、海老名綜合醫院糖尿病中心、濟生會川口綜合醫院糖尿病暨內分泌內科等醫療單位後，轉任現在職務。專門診療風濕性疾病與糖尿病。

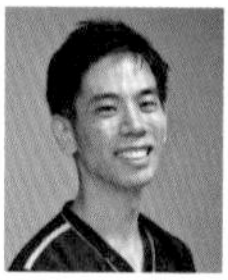

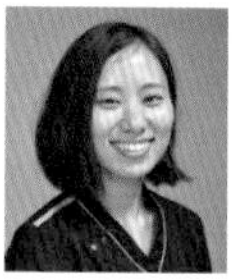

復健科物理治療師

武田直人

復健科物理治療師

關 希未

足部保健全圖解

免治療、免手術、免上醫院！ 每天10分鐘×5大撇步提升肌力，讓你一輩子不臥床、不拄拐杖

作者日本下北澤醫院醫師團隊
譯者林姿呈
主編林昱霖
責任編輯孫真
封面設計羅婕云
內頁美術設計徐薇涵 Libao Shiu

執行長何飛鵬
PCH集團生活旅遊事業總經理暨社長李淑霞
總編輯汪雨菁
行銷企畫經理呂妙君
行銷企劃專員許立心

出版公司
墨刻出版股份有限公司
地址：台北市104民生東路二段141號9樓
電話：886-2-2500-7008／傳真：886-2-2500-7796
E-mail：mook_service@hmg.com.tw
發行公司
英屬蓋曼群島商家庭傳媒股份有限公司城邦分公司
城邦讀書花園：www.cite.com.tw
劃撥：19863813／戶名：書虫股份有限公司
香港發行城邦（香港）出版集團有限公司
地址：香港九龍土瓜灣土瓜灣道86號順聯工業大廈6樓A室
電話：852-2508-6231／傳真：852-2578-9337 ／E-mail：hkcite@biznetvigator.com
城邦（馬新）出版集團 Cite (M) Sdn Bhd
地址：41, Jalan Radin Anum, Bandar Baru Sri Petaling, 57000 Kuala Lumpur, Malaysia.
電話：(603)90563833 ／傳真：(603)90576622 ／E-mail：services@cite.my
製版・印刷漾格科技股份有限公司
ISBN978-986-289-983-0・978-986-289-981-6（EPUB）
城邦書號KJ2100 **初版**2024年03月
定價420元
MOOK官網www.mook.com.tw
Facebook粉絲團
MOOK墨刻出版 www.facebook.com/travelmook

國家圖書館出版品預行編目資料

足部保健全圖解：免治療、免手術、免上醫院!每天10分鐘 x 5大撇步提升肌力,讓你一輩子不臥床、不拄拐杖/日本下北澤醫院醫師團隊作；林姿呈譯. -- 初版. -- 臺北市：墨刻出版股份有限公司出版：英屬蓋曼群島商家庭傳媒股份有限公司城邦分公司發行, 2024.03
160面；14.8×21公分. -- (SASUGAS ;KJ2100)
譯自：「歩く力」を落とさない! 新しい「足」のトリセツ
ISBN 978-986-289-983-0(平裝)
1.CST: 腳 2.CST: 健康法 3.CST: 運動健康
416.619 113000662